essentials

Essentials liefern aktuelles Wissen in konzentrierter Form. Die Essenz dessen, worauf es als „State-of-the-Art“ in der gegenwärtigen Fachdiskussion oder in der Praxis ankommt. Essentials informieren schnell, unkompliziert und verständlich

- als Einführung in ein aktuelles Thema aus Ihrem Fachgebiet
- als Einstieg in ein für Sie noch unbekanntes Themenfeld
- als Einblick, um zum Thema mitreden zu können.

Die Bücher in elektronischer und gedruckter Form bringen das Expertenwissen von Springer-Fachautoren kompakt zur Darstellung. Sie sind besonders für die Nutzung als eBook auf Tablet-PCs, eBook-Readern und Smartphones geeignet.

Essentials: Wissensbausteine aus Wirtschaft und Gesellschaft, Medizin, Psychologie und Gesundheitsberufen, Technik und Naturwissenschaften. Von renommierten Autoren der Verlagsmarken Springer Gabler, Springer VS, Springer Medizin, Springer Spektrum, Springer Vieweg und Springer Psychologie.

Franz Petermann • Ute Koglin

Aggressive Kinder und Jugendliche

Prävention und Therapie – ein Überblick

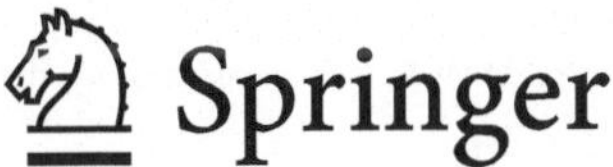

Franz Petermann
Universität Bremen
Deutschland

Ute Koglin
Universität Oldenburg
Deutschland

ISSN 2197-6708
ISSN 2197-6716 (electronic)
essentials
ISBN 978-3-658-08850-7
ISBN 978-3-658-08851-4 (eBook)
DOI 10.1007/978-3-658-08851-4

Die Deutsche Nationalbibliothek verzeichnet diese Publikation in der Deutschen Nationalbibliografie; detaillierte bibliografische Daten sind im Internet über http://dnb.d-nb.de abrufbar.

Springer

Gedruckt auf säurefreiem und chlorfrei gebleichtem Papier

Springer Fachmedien Wiesbaden ist Teil der Fachverlagsgruppe Springer Science+Business Media (www.springer.com)

Was Sie in diesem Essential finden können

- Eine aktuelle Übersicht über Ansatzpunkte zur Prävention aggressiven Verhaltens,
- Informationen über wirksame Präventionsangebote,
- die Darstellung von therapeutischen Grundprinzipien bei der Behandlung aggressiven Verhaltens sowie
- eine Übersicht über wissenschaftlich überprüfte Therapieverfahren.

Vorwort

Kann man aggressives Verhalten verhindern? Ist ein gewaltfreies Miteinander möglich? Und sind Kinder und Jugendliche nicht nur Opfer einer destruktiven Gesellschaft? Diese und ähnliche Fragen verdeutlichen eine Grundposition im Umgang mit Kindern und Jugendlichen, die letztlich in der Aussage gipfelt: „Uns wird es wohl nie gelingen, Kinder und Jugendliche psychisch gesund durchs Leben zu begleiten!"

Im Umgang mit aggressiven Kindern und Jugendlichen benötigt man als Elternteil, als Pädagoge und Kinderpsychotherapeut eine optimistische Grundeinstellung Kindern gegenüber und Realitätssinn, der darauf baut, dass auch kleine Verhaltensänderungen Erfolge bedeuten und Rückfälle (erneut auftretendes aggressives Verhalten) den Entwicklungsverlauf solcher Kinder kennzeichnen. Für die Prävention und Therapie aggressiver Kinder und Jugendlicher hat dies Konsequenzen in mehrfacher Hinsicht: Die Entwicklungsrisiken aggressionsgefährdeter Kinder müssen rechtzeitig erkannt, Präventionsprogramme universell in Kindergärten und Schulen angeboten und aufgrund der sich häufig einstellenden Rückschläge wiederholt durchgeführt werden. Der Einbezug des sozialen Umfeldes (Eltern, Kindergarten, Schule) ist bei der Prävention und Behandlung aggressiven Verhaltens von großer Wichtigkeit. Unser kleines Buch kann nur Anregungen zu ausgewählten wissenschaftlich begründeten Maßnahmen geben. Wir knüpfen dabei an unsere Monographie (F. Petermann und U. Koglin: Aggression und Gewalt bei Kindern und Jugendlichen) an, die ebenfalls im Springer Verlag erschienen ist und zur vertiefenden Lektüre empfohlen werden kann.

Selbstverständlich stehen wir unserer Leserschaft als Diskussionspartner zur Verfügung (fpeterm@uni-bremen.de und ute.koglin@uni-oldenburg.de) und verweisen auch auf unser Nordwestdeutsches Präventionsforum im Internet (www.praeventions-forum.de); dort halten wir weiterführende Informationen für Sie bereit.

Bremen und Oldenburg, im Januar 2015

Franz Petermann
Ute Koglin

Inhaltsverzeichnis

Prävention aggressiven Verhaltens 1

In der täglichen Routine von Kindergärten, Schulen und weiteren Einrichtungen nimmt die Prävention aggressiven Verhaltens heute einen wichtigen Raum ein. Die Prävention wird von dem Gedanken geleitet, dass es besser ist, das Auftreten aggressiven Verhaltens zu verhindern, statt es zu therapieren. Die Präventionsforschung der letzten Jahrzehnte hat mittlerweile ein anspruchsvolles Niveau erreicht, da wirksame Präventionsprogramme zur Verfügung stehen (Durlak et al. 2011). Für den Anwender ist es jedoch nicht immer leicht, aus der Flut der Angebote diejenigen herauszufinden, die tatsächlich wirksam sind und zu den Möglichkeiten und Bedürfnissen der Einrichtung passen. Zudem kann gefragt werden, was „Wirksamkeit" im Rahmen von Präventionsmaßnahmen überhaupt bedeutet. Aggressives Verhalten aus unserem Alltag zu verdammen, ist ein unrealistisches Ziel – also sollte eine Prävention bescheidene Ziele verfolgen. In diesem Kapitel wird dargestellt, welche Möglichkeiten zur Prävention in den letzten Jahren entwickelt wurden. Es werden Maßnahmen vorgestellt, die wirksam sind und es wird aufgezeigt, was Wirksamkeit in diesem Kontext bedeuten kann.

1.1 Grundlagen der Prävention

Cicchetti und Hinshaw (2002) betonen nachdrücklich, dass sich die Konzeption präventiver Maßnahmen an theoretischen und empirisch fundierten Erklärungsansätzen sowie zentralen Risiko- und Schutzfaktoren orientieren müssen. Durch einen solchen Rahmen werden Informationen über sinnvolle Ansatzpunkte präventiven Handelns genutzt sowie Annahmen über die Wirkungsweise des Vorgehens

F. Petermann, U. Koglin, *Aggressive Kinder und Jugendliche,* essentials,
DOI 10.1007/978-3-658-08851-4_1

formuliert und systematisch überprüft werden. Das Wissen um altersangemessene Entwicklungsprozesse, die Bedeutung von Verhaltensproblemen in den verschiedenen Altersgruppen und die Rolle von Entwicklungsübergängen (wie den Schuleintritt) liefern wichtige Informationen für die Gestaltung von Maßnahmen.

Präventive Maßnahmen werden in der Regel nach der Zielgruppe kategorisiert. Unterschieden wird danach, ob eine Maßnahme sich an alle Personen richtet (z. B. alle Kindergartenkinder) oder nur an bestimmte Personen, die ein erhöhtes Risiko für aggressives Verhalten aufweisen oder bereits erste Anzeichen davon zeigen.

Zur Begründung und Planung von Präventionsmaßnahmen ist die Kenntnis von Risiko- und Schutzfaktoren vonnöten. Eine besonders umfassende Zusammenstellung von Faktoren, die ein biopsychosoziales Entwicklungsmodell aggressiven Verhaltens konstituieren, stammt von Beelmann und Raabe (2007). Nach dieser Übersicht lassen sich aggressive Kinder, deren Problemverhalten vor dem zehnten Lebensjahr einsetzt, durch folgende Risiken kennzeichnen:

- schwieriges Temperament,
- Defizite in der sozial-kognitiven Informationsverarbeitung,
- harsche Erziehungspraktiken der Eltern,
- psychische Beeinträchtigungen/Krankheiten der Mutter (vor allem eine Depression),
- aggressives Verhalten der Eltern,
- häufige innerfamiliäre Konflikte,
- ein niedriger sozioökonomischer Status und
- das Aufwachsen in einem sozialen Brennpunkt (vgl. Petermann und Koglin 2015).

Wichtig ist die Beachtung früh beobachtbarer Entwicklungsrisiken. So erhöhen Regulationsstörungen (Probleme der Nahrungsaufnahme, der Verdauung, der Schlaf-Wach-Rhythmus, häufiges Schreien) im ersten Lebensjahr und Störungen im Bindungsverhalten der Kinder das Risiko, aggressives Verhalten zu entwickeln. In diesem Kontext entstehen typische Störungen der Interaktion zwischen einem Kind und seiner Hauptbezugsperson, die für die Verstärkung und Aufrechterhaltung der Symptomatik von großer Bedeutung sind (vgl. Schmidt 2013). Solche Interaktionsstörungen sind häufig die Folge inkonsistenter Erziehung und mangelnder Kontrolle bzw. fehlender Wärme in der Eltern-Kind-Beziehung. In der Regel beachten in solchen Fällen die Hauptbezugspersonen nur unzureichend angemessenes Verhalten eines Kindes und „bekämpfen" lediglich Problemverhalten (vgl. zusammenfassend Petermann und Petermann 2013).

Um Risikofaktoren zu reduzieren und Schutzfaktoren zu aktivieren, existieren also verschiedene Präventionsstrategien. Sollen möglichst viele Kinder und Jugendliche erreicht werden oder nur diejenigen, bei denen auch das Risiko hoch ist, dass sie aggressives Verhalten entwickeln? Die Strategien gehen mit verschiedenen Vor- und Nachteilen einher. Maßnahmen, die an alle gerichtet sind, haben den Vorteil, dass alle Kinder davon profitieren können, etwa auch Kinder, deren Eltern wenig engagiert sind und die deswegen wahrscheinlich nicht an gezielten Maßnahmen teilnehmen würden. Um eine solche Maßnahme erfolgreich durchführen zu können, ist es notwendig, diese an einem Ort zu realisieren, der für alle gut erreichbar ist und für die Eltern mit keinen Kosten (Zeit, Geld) verbunden ist. Ideale Orte stellen dafür der Kindergarten und die Schule dar.

Maßnahmen für alle beinhalten jedoch auch Nachteile: Da ungefähr 5 bis 15 % aller Kinder aggressives Verhalten aufweisen, werden kosten- und zeitintensive Maßnahmen mit Kindern durchgeführt, die mehrheitlich kein Problemverhalten zeigen oder entwickeln werden. Dies schadet zwar Kindern nicht, hat jedoch erhebliche Kosten zu folge (Vgl. Petermann und Koglin 2013).

Gezielte Maßnahmen besitzen den Vorteil, dass sie sich an diejenigen Kinder wenden, die ein erhöhtes Risiko für aggressives Verhalten besitzen oder bereits erste Symptome zeigen. Entsprechend können die Maßnahmen inhaltlich an die bekannten Risiken der Kinder angepasst werden. Sie sind zudem kostengünstiger, weil sie nur einer ausgewählten Gruppe angeboten werden. Allerdings sind für diese Maßnahmen Auswahlkriterien nötig, um Kinder mit Bedarf zu bestimmen.

1.2 Zielgruppen und Ebenen präventiven Handelns

Da es sich bei den Ursachen aggressiven Verhaltens um eine Problemlage handelt, die in der Regel durch komplexe Risikokonstellationen aufrecht erhalten wird, lassen sich zur Konzipierung präventiver Maßnahmen eine Reihe von Ansatzpunkten ableiten. Es empfiehlt sich, diese zunächst in kontextbezogene und personenorientierte Vorgehensweisen zu unterteilen.

Die kontextbezogenen Ansätze möchten die Lebensverhältnisse von Kindern ändern (z. B. Aspekte des Wohnumfeldes). Im Zusammenhang mit aggressivem Verhalten werden besonders häufig Maßnahmen zur Förderung der Erziehungskompetenzen von Eltern angeboten (Borden et al. 2010). Dabei werden in der Regel lernpsychologisch begründete Erziehungspraktiken vermittelt, die auf eine systematische Förderung positiven Verhaltens des Kindes (durch z. B. Lob und der Zuwendung von Aufmerksamkeit) sowie auf einen Abbau von störendem Verhalten (z. B. durch den Einsatz von negativen Konsequenzen auf störendes Verhalten) abzielen. In Anlehnung an familiäre Risikofaktoren werden aber auch Ehe- oder Partnerkonflikte oder psychische Probleme der Eltern angesprochen. Ansatzpunkte in Kindergärten oder Schulen zielen u. a. darauf,

- die Familien mehr in den Schulalltag ihrer Kinder einzubinden.
- Organisationsstrukturen in der Schule oder
- im Unterricht zu verändern oder
- auch den Lehrkräften eine gezielte Fortbildung beispielsweise zu Klassenmanagementstrategien anzubieten.

Die personenorientierten Ansätze richten sich direkt an Kinder oder Jugendliche mit dem Ziel, Kompetenzen aufzubauen oder bereits bestehendes Problemverhalten zu reduzieren. Studien zeigen auf, dass sozial-emotionale Kompetenzen mit einer positiven Entwicklung von Kindern einhergehen oder sie diese vorhersagen (Bornstein et al. 2010). Umgekehrt werden über Kinder mit geringen sozial-emotionalen Kompetenzen vielfältige Beeinträchtigungen berichtet. Sie haben häufiger psychische Störungen, Probleme mit Gleichaltrigen und weisen schlechtere Schulleistungen auf. Bornstein et al. (2010) zeigen in einer längsschnittlichen Studie vom vierten bis zum 14. Lebensjahr, dass geringe soziale Kompetenzen aggressives Verhalten gut vorhersagen. Demnach können unzureichende sozial-emotionale Kompetenzen als bedeutsame Risikofaktoren für aggressives Verhalten bezeichnet werden.

Im Fokus kindbezogener Präventionsmaßnahmen steht daher häufig eine Förderung in folgenden Bereichen:

- emotionale Kompetenzen (wie z. B. Emotionserkennung, Emotionsregulation, Selbstregulation, Einfühlungsvermögen; s. a. Petermann und Wiedebusch 2008),
- sozial-kognitive Fähigkeiten (z. B. Wahrnehmung von Konflikten, Auswahl von Handlungsalternativen; s. a. Beelmann et al. 2014),
- Einüben von positivem Sozialverhalten (z. B. in Rollenspielen) und
- die Förderung schulischer Kompetenzen.

Einige kindorientierte Programme werden zusätzlich durch Elternprogramme begleitet. Beispielsweise liegt zum Kinderprogramm „Dino Dinosaur“ von Webster-Stratton et al. (2001), das die emotionale und soziale Kompetenz fördert, ein lerntheoretisch-orientiertes Elternprogramm zur Förderung von Erziehungskompetenzen vor. Solche Multikomponenten-Programme sind in der Lage, mehrere Risikofaktoren abzumildern und bieten bei einer Vernetzung verschiedener

Lebensbereiche (z. B. zu Hause und Schule) einen leichteren Transfer der erlernten Fähigkeiten.

Aus Entwicklungsmodellen – wie zum Beispiel dem von Moffitt (1993) – kann man schlussfolgern, dass zur Prävention massiver Formen aggressiven Verhaltens bereits früh – das heißt in der Schwangerschaft oder im Kleinkindalter – angesetzt werden sollte. Dennoch sind auch später einsetzende Maßnahmen sinnvoll, beispielsweise weil die Kinder nicht vor dem Eintritt in eine Institution wie der Krippe oder dem Kindergarten erreicht werden können. Es lassen sich zudem Phasen erhöhter Vulnerabilität durch spezifische Belastungen oder Entwicklungsübergänge bestimmen, wie den Schulübergang oder –wechsel. In solchen Phasen bieten sich Programme an, die Kinder und Jugendliche bei diesen Übergängen unterstützen. So können Risikofaktoren reduziert werden, die eine angemessene Bewältigung von alterstypischen Entwicklungsaufgaben gefährden.

1.3 Wirksamkeit präventiver Maßnahmen

Beelmann und Lösel (2007) fokussierten sich auf Programme zur Förderung sozial-emotionaler Kompetenzen, die das Ziel haben, aggressives Verhalten zu verhindern. Sie berichten von stärkeren Effekten für den Aufbau von sozial-emotionalen Kompetenzen und von etwas geringeren für die Reduktion von aggressiven Verhalten. Dies ist damit zu begründen, dass sich die sozial-emotionalen Kompetenzen unmittelbar auf die Trainingsinhalte beziehen. Aggressives Verhalten konnte jedoch ebenfalls reduziert werden und dieser Effekt ließ sich auch in den Studien aufzeigen, die über die längerfristige Entwicklung der Kinder berichten. Es muss an dieser Stelle aber auch darauf hingewiesen werden, dass bislang zur langfristigen Wirksamkeit von präventiven Maßnahmen erst wenige belastbare Befunde vorliegen (vgl. Beelmann et al. 2014).

1.4 Programme für Schwangere und Kinder im Säuglingsalter

Tremblay (2010) positioniert sich deutlich für Präventionsprogramme, die bereits während der Schwangerschaft ansetzen. Pränatale Risiken stehen eng mit dem Verhalten und der Persönlichkeit der Mütter im Zusammenhang und weisen Bezug zu den verschiedenen Verlaufsformen aggressiven Verhaltens auf. Die wechselseitig miteinander in Beziehung stehenden Risikofaktoren haben sich jedoch noch nicht drastisch „aufgeschaukelt". Ausgehend von der Annahme, dass früh auftretende

Risikofaktoren die weitreichendsten negativen Folgen auf die Entwicklung haben, folgert Tremblay (2010), dass früh einsetzende und auf Längerfristigkeit ausgelegte präventive Maßnahmen auch den weitreichendsten Nutzen aufweisen.

Das „Nurse Family Partnership“-Programm (NFP; Olds et al. 1998) beinhaltet Interventionen, die diese frühen Risiken abmildern können. Es handelt sich dabei um ein Hausbesuchsprogramm für erstgebärende Schwangere. Es beginnt während der Schwangerschaft und endet am zweiten Geburtstag des Kindes. Familienbegleiterinnen (z. B. Hebammen) betreuen die Teilnehmerinnen nach einem spezifischen inhaltlichen Konzept. In Deutschland wurde das NFP seit 2006 unter dem Namen „PRO KIND“ angeboten.

Ziel von PRO KIND ist es, schwangere Frauen aus schwierigen sozialen Lebenslagen und ihre Familien zu unterstützen und die gesunde Entwicklung des Kindes zu fördern. Das Projekt nimmt schwangere Frauen auf, die ihr erstes Kind erwarten, zwischen der zwölften und 28. Schwangerschaftswoche sind und sich in einer finanziell und persönlich schwierigen Lebenslage befinden. Die Teilnahme ist freiwillig und kostenlos. Das Betreuungskonzept basiert auf Erkenntnissen der ökologischen Theorie Bronfenbrenners (1992), der Selbstwirksamkeitstheorie Banduras (1977, 1982) und der Bindungstheorie Bowlbys (1969).

Kasten 1.1 erläutert einige Ziele und Inhalte des Programms PRO KIND, wobei deutlich wird, dass zunächst die psychische Stabilität der werdenden Mutter im Blickpunkt steht, danach die umfassende Förderung des Kindes selbst und es wird auf die Förderung der elterlichen Erziehungskompetenz fokussiert.

Kasten 1.1 Ziele und Inhalte des Programms PRO KIND

Gesundes Leben während der Schwangerschaft. Während der Schwangerschaft werden die Gesundheit und die psychische Stabilität der werdenden Mutter gefördert. Durch Geburtsvorbereitung soll Stress abgebaut und eine möglichst problemlose Geburt ermöglicht werden; dabei wird angestrebt, auch den Vater in die Geburtsvorbereitungen einzubinden. Ziel ist das frühzeitige Erkennen von und Hilfen bei Schwangerschaftskomplikationen seitens der Mutter oder des Kindes. Mutter und Vater sollen auf die Elternrolle vorbereitet werden und sich nach der Geburt möglichst gemeinsam um ihr Kind kümmern.

Frühe Förderung des Kindes. Nach der Geburt wird die emotionale Bindung zwischen Mutter und Kind, und soweit möglich, auch die zwischen Vater und Kind gefördert. Mit zunehmendem Alter des Kindes geht es dann darum, seine körperliche, sprachliche und kognitive Entwicklung so zu unterstützen, dass sich seine Persönlichkeit, seine Fähigkeiten und Fertigkeiten optimal entfalten können.

Förderung der elterlichen Erziehungskompetenz und Alltagsbewältigung. Eine wichtige Aufgabe des Projekts besteht darin, die Mütter und Väter zu stärken. Zum einen betrifft das ihre Erziehungskompetenz. Sie werden darin unterstützt, sich positiv auf die Elternrolle einzulassen und beispielsweise die damit verbundenen Belastungen zu akzeptieren und angemessenes Erziehungsverhalten zu erlernen. Zum anderen geht es aber auch darum, sozial benachteiligte Mütter (und Väter) aus der Abhängigkeit von staatlichen Sozialleistungen zu lösen. Dazu werden sie beispielsweise beim Abschluss einer abgebrochenen Schul- oder Berufsausbildung und beim Finden eines Arbeitsplatzes unterstützt, der ein geregeltes Einkommen sichert, aber auch im Umgang mit Behörden, damit sie die ihnen zustehenden Förderungen auch in Anspruch nehmen und erhalten.

Die positive Wirkung des Programms PRO KIND zeigt sich insbesondere in folgenden Ergebnissen (Olds 2006):

- Verbesserung der Gesundheit (von Mutter und Kind) während der Schwangerschaft (insbesondere Erhöhung des durchschnittlichen Geburtsgewichts),
- weniger weitere Schwangerschaften der Mütter und längere Intervalle zwischen den Schwangerschaften,
- höhere Raten mütterlicher Berufstätigkeit,
- signifikante Verbesserung der kindlichen Entwicklung im Alter von sechs Jahren: höhere Intelligenz, bessere Sprachentwicklung, weniger Lernschwierigkeiten und psychische Probleme,
- Abbau von Misshandlung und Vernachlässigung um 48 %,
- weniger Verhaftungen und Freiheitsstrafen im Jugendalter und
- weniger Alkohol- und Drogenkonsum im Jugendalter.

1.5 Kindorientierte Programme

Programme für Kinder im Kindergartenalter bilden seit einigen Jahren einen festen Bestandteil der Prävention aggressiven Verhaltens und der frühkindlichen Bildung in Kindertageseinrichtungen. Die Programme weisen den Vorteil auf, dass sie im Kindergarten mit der Kindergruppe oder mit ausgewählten Kindern in der Einrichtung durchgeführt werden können. Die Erzieherinnen und pädagogischen Fachkräfte sind mit den Kindern vertraut und können persönliche Stärken gezielt fördern und Schwächen können abgebaut werden. Der Transfer der Programminhalte in den Alltag wird ebenfalls unterstützt, indem die Erzieherin beispielsweise bei Konflikten auf das neu Erlernte hinweist.

Typischerweise forcieren diese Programme den Aufbau sozial-emotionaler Kompetenzen und dienen der Resilienzförderung (Fröhlich-Gildhoff et al. 2012). Mangelnde sozial-emotionale Kompetenzen sind empirisch gut fundierte Risikofaktoren für aggressives Verhalten und ihnen wird auch eine ursächliche Rolle bei der Entstehung dieser Problematik zugeschrieben. Die Programme sind in der Regel manualisiert, standardisiert und haben eine feste Anzahl von Einheiten. Je nach Programm werden stärker emotionale Kompetenzen, soziale oder sozial-kognitive Fähigkeiten gefördert. Dazu werden oftmals Handpuppen, Gesprächskreise, Bilder und Spiele eingesetzt, um die Motivation der Kinder zu fördern.

Das Programm „Faustlos“ liegt in einer Version für Kinder im Kindergartenalter (Cierpka 2004a) und in einer für die Grundschule (Cierpka 2004b) vor. Es basiert auf dem amerikanischen Programm „Second Step“ von Beland (1988) und wird in den USA und anderen Ländern seit einigen Jahren erfolgreich angewendet (Holsen et al. 2008). Das Kindergartenprogramm umfasst 28 Trainingssitzungen, die jeweils in einem Umfang von 20 min durchgeführt werden können. Das Vorgehen konzentriert sich auf die Förderung in folgenden Bereichen:

- Empathieförderung,
- Impulskontrolle in emotional belastenden Situationen und
- angemessener Umgang mit Ärger oder Wut.

Die Teilnahme an diesem Förderprogramm führte bei Kindergartenkindern dazu, dass sich diese seltener verbal aggressiv verhielten; zudem verbesserten sich ihre sozial-kognitiven Kompetenzen (Schick und Cierpka 2006). Erfolgreich war das Vorgehen auch, da die Kinder, die am Programm Second Step teilnahmen, empathischer waren und deutlich bessere Problemlösefähigkeiten zeigten, als Kinder, die nicht an der Maßnahme teilnahmen (vgl. Frey et al. 2000).

Empathiefähigkeit bildet den Ausgangspunkt dafür, die Bedürfnisse und Wünsche anderer überhaupt wahrzunehmen und zu erkennen. Ohne diese Fähigkeit ist es nicht möglich, das eigene Verhalten auf andere Personen zu beziehen und gegebenenfalls zu verändern, wie etwa eine für den Anderen bedrohliche Handlung abzubrechen.

Impulskontrolle meint die Fähigkeit starke Bedürfnisse und Handlungsimpulse zu stoppen. Erst dadurch gewinnt ein Kind die Zeit, um über Konflikte nachzudenken und angemessene Problemlösungen zu suchen.

Das Erleben von intensivem Ärger und Wut und eine mangelnde Fähigkeit diese zu regulieren, stellen bekannte Risikofaktoren für aggressive Handlungen dar (Helmsen et al. 2012; Roberton et al. 2012). Im Rahmen des Programms „Faustlos“

werden Kindern Strategien vermittelt, mit diesen Emotionen angemessen umgehen zu können. Das Programm wird begleitet von zwei Handpuppen, einem Hund („der wilde Wuff") und einer Schnecke („der ruhige Schneck"). Studien zeigen für die deutsche Adaptation des Programms einen Zuwachs emotionaler Kompetenzen und sozialer Problemlösefähigkeiten auf Seiten der Kindergartenkinder (Schick und Cierpka 2006; Taub 2002).

„Ich kann Probleme lösen" (IKPL; Beelmann et al. 2004) ist ein manualisiertes Gruppentraining zum sozialen Problemlösen. Es basiert auf dem Programm „I can problem solve" von Shure und Spivack (Shure 1992) und wird im Rahmen des Programms „Entwicklungsförderung in Familien: Eltern- und Kindertraining" (EFFEKT) angeboten. Das Programm orientiert sich an den Schritten zur sozialen Problemlösung. Im Vordergrund steht die Vermittlung einer bestimmten Art und Weise zwischenmenschliche Probleme zu durchdenken und nicht konkrete Denkinhalte. Damit wird eine selbstständige und eigenverantwortliche Konfliktlösung bei den Kindern unterstützt. Mit den Kindern wird das Wahrnehmen von Konflikten und die Interpretation von Situationen und emotionalem Ausdruck anderer eingeübt, beispielsweise, ob ein Kind einem anderen etwas mit Absicht kaputt gemacht hat oder aus Versehen. In Rollenspielen werden mit den Kindern angemessene Verhaltensalternativen eingeübt. Das Programm wird ebenfalls von Handpuppen begleitet (Ernie und Bert aus der Sesamstraße) und bietet den Kindern weitere Anreize wie Spiele und Bilder. Es besteht aus 15 Einheiten und kann innerhalb von 3 bis 5 Wochen durchgeführt werden. Begleitend wird dazu ein lerntheoretisch orientiertes Elternprogramm zur Förderung des Erziehungsverhaltens angeboten. Ergebnisse zur kurz- und längerfristigen Wirksamkeit des EFFEKT-Programms werden berichtet (Lösel et al. 2006).

Das „Verhaltenstraining im Kindergarten" (Koglin und Petermann 2013) stellt ein Programm des Nordwestdeutschen Präventionsforums (www.praeventionsforum.de) dar. Es handelt sich dabei um eine Präventionsmaßnahme, die sich an alle Kinder einer Gruppe richtet und als Bestandteil des Kindergartenalltags eingeführt werden kann. Es wird von der Erzieherin durchgeführt und besteht aus 25 Einheiten, die über einen Zeitraum von 13 Wochen (ca. zweimal pro Woche) durchgeführt werden. Es zielt darauf ab, Defizite der emotionalen Kompetenz und der sozialen Problemlösung, die bei Kindern mit aggressiven Verhalten auftreten, zu vermindern und sozial angemessenes Verhalten aufzubauen.

Der erste Bereich des „Verhaltenstrainings im Kindergarten" zielt auf die Förderung emotionaler Kompetenz ab. In Anlehnung an Petermann und Wiedebusch (2008) zeigen Kinder mit oppositionell-aggressivem Verhalten folgende Beeinträchtigungen der emotionalen Kompetenz:

- häufiges Erleben negativer Gefühle (besonders Ärger/Wut),
- eine mangelnde Emotionsregulation,
- eine eingeschränkte Fähigkeit, eigene Gefühle und die Gefühle anderer wahrzunehmen,
- ein mangelndes Emotionsverständnis und
- eine geringere Empathie.

Der zweite Bereich des Programms „Verhaltenstraining im Kindergarten" bezieht sich auf die Förderung sozialer Problemlösungen. Der Aufbau der Einheiten orientiert sich an dem Modell der sozialen Informationsverarbeitung von Crick und Dodge (1994). Demnach beeinflusst die Art und Weise, wie Kinder über soziale Beziehungen denken, unmittelbar das Sozialverhalten. Der Aufbau emotionaler Kompetenz und sozialer Problemlösefertigkeiten und die Förderung sozialer Fertigkeiten sind also eng miteinander verknüpft. Die Kinder üben durch Rollenspiele sozial angemessenes Verhalten ein. Durch das Einüben positiven Verhaltens lernen die Kinder, dass sie eigene Ziele angemessen erreichen können (z. B. von einem anderen Kind einen Stift erhalten) und dafür sozial anerkannt werden. Die Rollenspiele sind so gestaltet, dass die Kinder verschiedene angemessene positive Verhaltensweisen einüben.

Die 25 Einheiten des Programms „Verhaltenstraining im Kindergarten" können in jeweils 30 bis 40 min mit den Kindern durchgeführt werden (Koglin und Petermann 2013). Zwei Einheiten dienen der Einführung in das Training und in der letzten Einheit nehmen die Kinder Abschied von dem Training. Nach der Einführung folgen zwölf Einheiten zur Förderung der emotionalen Kompetenz und anschließend zehn Einheiten zum Einüben sozialer Problemlösungen. Soziale Fertigkeiten werden in beiden Einheiten durch Rollenspiele eingeübt.

Das Training ist eingebettet in eine Rahmengeschichte, die die Kinder motivieren und im Rahmen der Verhaltensförderung unterstützen soll. Begleitet wird das gesamte Training von einer Handpuppe („Finn" – der Delfin), die den Kindern Geschichten erzählt und sie bei der Bewältigung der Aufgaben unterstützt. Weitere Methoden sind Modell- und Rollenspiele, Bildergeschichten, Gesprächsrunden, Spiele (Bewegungsspiele, Brettspiel). Wirksamkeitsstudien zeigen auf, dass problematisches Verhalten aus Sicht der Erzieherinnen abgebaut und prosoziales Verhalten und emotionale Kompetenzen gefördert werden (Koglin und Petermann 2011; Wadepohl et al. 2011). Von dem Programm haben besonders diejenigen Kinder profitiert, die zu Beginn des Trainings bereits deutliche Schwierigkeiten mit Gleichaltrigen hatten und wenig prosoziales Verhalten äußerten.

Das „Verhaltenstraining für Schulanfänger", ebenfalls ein Programm des Nordwestdeutschen Präventionsforums (www.praeventions-forum.de), richtet sich an

Kinder der ersten und zweiten Jahrgangsstufe und wird von der Lehrkraft durchgeführt (Petermann et al. 2013b). Es umfasst 27 Einheiten, die zweimal in der Woche umgesetzt werden sollten. Eine Einheit kann innerhalb einer Schulstunde durchgeführt werden. Das Programm knüpft an der Definition der sozialen Kompetenz von Caldarella und Merrell (1997) an und möchte die Schulanfänger in folgenden Bereichen fördern:

- Fähigkeit zur Bildung positiver Beziehungen zu Gleichaltrigen (u. a. anderen helfen oder andere loben können),
- Förderung von Selbstmanagementfertigkeiten (z. B. eigenständig soziale Konflikte bewältigen oder die eigene Stimmung regulieren),
- Einüben schulischer Kompetenzen (z. B. den Anforderungen der Lehrkraft folgen; eigenständig um Hilfe bitten können),
- Förderung kooperativer Kompetenzen (z. B. Anerkennung sozialer Regeln; angemessene Reaktionen auf Kritik zeigen) und
- Einüben positiver Selbstbehauptung und angemessener Durchsetzung eigener Bedürfnisse (z. B. Gespräche und Aktivitäten eigenständig beginnen).

Zur Motivation der Kinder und zur konsequenten Mitarbeit an dem Vorgehen wird eine „Schatzsuche" gestartet, die eine Rahmenhandlung über die Dauer des Trainings bildet. Initiierend, begleitend und unterstützend wirkt die Handpuppe „Ferdi" (ein Chamäleon). Sie dient als Identifikationsfigur mit Vorbildcharakter. Für das Training wurde eine Chamäleon-Handpuppe ausgewählt, da die Spezies der Chamäleons über einige Eigenschaften verfügt, die in unterschiedlichen Trainingskomponenten inhaltlich bedeutsam werden. So sind Chamäleons zum Beispiel Tiere, die sich auf ihre Umgebungsbedingungen gut einstellen können, eine Fähigkeit, die ein globales Zielverhalten des Trainings bildet. Zudem eignet sich diese Tiergattung gut, um das Ruheritual zu vermitteln, das jede Trainingssitzung einleitet. Als ständiger Begleiter der Kinder während der Schatzsuche strukturiert er jede Sitzung, die er mit seiner Einleitung in das Thema der jeweiligen Sitzung einführt und mit einer Zusammenfassung der erzielten Ergebnisse beendet. Schließlich verteilt „Ferdi" – und nicht die Lehrkraft – die Punkte für gute Mitarbeit.

Zur Überprüfung des „Verhaltenstrainings für Schulanfänger" liegen zwei unabhängige Studien vor (Gerken et al. 2002; Petermann und Natzke 2008). In beiden kann aufgezeigt werden, dass die Kinder aus Sicht der Lehrkräfte durch das Programm profitieren: Aggressives Verhalten wurde reduziert und soziale sowie emotionale Fähigkeiten wurden gefördert.

Beim „Verhaltenstraining in der Grundschule" (Petermann et al. 2013a; vgl. www.praeventions-forum.de) handelt es sich ebenfalls um ein kognitiv-behaviorales

Präventionsprogramm; es richtet sich jedoch an Schüler der dritten und vierten Klassenstufe. Es wird vom Klassenlehrer durchgeführt und ist inhaltlich in drei Bereiche gegliedert:

- Förderung emotionaler Kompetenz,
- Aufbau sozialer Kompetenz und
- Förderung der Moralentwicklung über die Stärkung der Eigen- und Fremdverantwortung.

In Abweichung zu den Trainings für den Kindergarten und die Schulanfänger wird damit ein erweiterter Fähigkeitsbereich mit der Moralentwicklung aufgegriffen. Zur Förderung moralischer Entwicklung bei Kindern wird im Verhaltenstraining die Methode der Dilemma-Diskussion angewandt. Durch alltagsnah präsentierte moralischen Dilemmata werden die Kinder aufgefordert, sich in eine bestimmte Situation und die betroffenen Personen hineinzuversetzen. Nach einer Analyse des Problems soll eine für alle annehmbare Lösung gefunden werden.

Das Training besteht aus 26 Einheiten, die jeweils 45 bis 90 min benötigen und in einer Frequenz von ein bis zwei Einheiten pro Woche durchgeführt werden. Auf diese Weise ist das Training innerhalb eines Schulhalbjahres zu realisieren. Das Training ist eingebettet in eine Rahmengeschichte von vier Freunden, die „Abenteuer auf Düsternbrook" erleben. Es handelt sich dabei um vier Kinder (zwei Jungen und zwei Mädchen) mit einem unterschiedlichen kulturellen und familiären Hintergrund. Sie erkunden die Burg Düsternbrook, über die viele unheimliche Geschichten erzählt werden. Dabei lösen sie Aufgaben, die emotionale und soziale Kompetenzen einfordern. Die Geschichte liegt als Hörspiel vor und stellt zu jeder Einheit den Einstieg in die Inhalte dar.

Zur Effektivität des Verhaltenstrainings in der Grundschule liegen kurz- und mittelfristige Ergebnisse vor (von Marées und Petermann 2009, 2010). Die Lehrkräfte der Trainingsgruppe berichten signifikante Verbesserungen hinsichtlich sozial-emotionaler Kompetenzen. Die Kinder profitierten durch das Training in den Bereichen „prosozial-kommunikatives Verhalten", „Emotionsregulation" und „schulische Fertigkeiten". Über die Kinder der Trainingsgruppe werden zudem weniger Verhaltensprobleme berichtet als in der Kontrollgruppe. Für aggressives Verhalten zeigt sich ein geschlechtsspezifischer Effekt durch das Training. Aggressives Verhalten tritt nach Angaben der Lehrkräfte seltener bei den Jungen in der Interventionsgruppe auf. Dieser geschlechtsspezifische Effekt kann dadurch erklärt werden, dass die eingesetzten Verfahren besonders körperlich und/oder offen aggressives Verhalten erfassen.

Eines der wenigen Programme, das explizit ein Modul zum Klassenmanagement als Basis zur Durchführung des kindorientierten Moduls beinhaltet, stellt das *Dinosaur Social Skills and Problem Solving Curriculum* dar (Webster-Stratton et al. 2001). Dieses Vorgehen richtet sich an Kinder zwischen 3 und 10 Jahren und zielt auf die Förderung sozial-emotionaler Kompetenzen und den Abbau oppositionellen und aggressiven Verhaltens. Explizit wird hier neben dem konkreten Umgang mit dem kindorientierten Programm die Aufmerksamkeit auf das Klassenmanagement gelegt. In einer Wirksamkeitsstudie wurden dazu 153 Lehrkräfte mit 1768 Kindern randomisiert einer Interventions- und einer Kontrollgruppe zugewiesen. Die Lehrkräfte der Interventionsgruppe wurden in der Fortbildung zu einem effektiven Klassenmanagement darin unterstützt,

- eine positive Beziehung zu den Kindern aufzubauen,
- proaktive Unterrichtsmethoden anzuwenden,
- Lob und Anreize effektiv einzusetzen,
- Verstärkerprogramme für bestimmte prosoziale Fertigkeiten zu verwenden sowie
- individuelle Verhaltenspläne für Kinder mit Schwierigkeiten einzusetzen.

Es konnte anhand von Verhaltensbeobachtungen belegt werden, dass in der Interventionsgruppe das Klassenmanagement verbessert wurde. In folgenden Bereichen traten Effekte auf:

- „Wärme“ im Umgang mit den Schülern,
- Häufigkeit, mit der sozial-emotionale Fertigkeiten durch die Lehrkraft vermittelt wurden,
- Einsatz effektiver Disziplinierungstechniken; zudem reduzierten sich inkonsistentes und
- harsches oder kritisches Verhalten auf Seiten der Lehrkraft.

Die Schüler waren besser dazu in der Lage, Gefühle bei sich und bei anderen zu benennen und positive Problemlösestrategien zu entwickeln. Verhaltensbeobachtungen im Unterricht zeigten, dass die Schüler oppositionell-aggressives Verhalten reduzieren konnten; dieser Effekt trat besonders deutlich bei denjenigen Schülern auf, die zuvor die meisten Verhaltensprobleme aufwiesen. Die Ergebnisse dieser Studie sind somit ermutigend.

Ein positives Klassenmanagement setzt sozial-emotionale Kompetenzen von Lehrkräften voraus (Jennings und Greenberg 2009, S. 491 ff.). Zu diesen gehören Selbstbewusstsein, Gemeinschaftssinn, verantwortlich Entscheidungen treffen, Selbst- und Beziehungsmanagement (vgl. Zins et al. 2004). Die sozial-emotionale

Kompetenz der Lehrkraft und deren Wohlbefinden bilden wichtige Voraussetzungen, um die Lehrer-Schüler-Interaktion positiv zu gestalten. Eine positiv-unterstützende Beziehung zur Lehrkraft fördert bei Schülern das Gefühl der Sicherheit und Verbundenheit, so dass Entwicklungsprozesse positiv gestaltet werden können (Murray und Greenberg 2000). Diese Ergebnisse legen nahe, dass Lehrkräften Fortbildungen und möglichst auch eine Begleitung bei der Durchführung präventiver Maßnahmen angeboten werden sollten. Im Weiteren erscheint es sinnvoll, zukünftig mehr auf die persönlichen Voraussetzungen der Lehrkräfte zu achten, die diese für eine erfolgreiche schulbasierte Intervention aufweisen müssen. Zielen die Programme auf eine Förderung emotionaler Kompetenzen ab, wie beispielsweise den eigenen Emotionsausdruck zu regulieren oder Emotionen bei anderen zu kennen, kommt dem Trainer eine wichtige Modellfunktion zu. Ist er nicht dazu in Lage, weil ihm selbst emotionale Kompetenzen fehlen, ist dringend von einer Durchführung des Programms abzuraten. Nicht alle Personen, die mit Kindern arbeiten, dürfen diese Kompetenzen zugeschrieben werden. Relevant wird diese Forderung, wenn Programme innerhalb von Institutionen angeordnet werden.

Während in der schulischen Berufsvorbereitung normalerweise die Vermittlung von berufsrelevanten praktischen Fähigkeiten wie Schreiben, Rechnen und Lesen im Vordergrund steht, kommt der Förderung angemessenen Sozialverhaltens meist eine untergeordnete Rolle zu. Um Schülerinnen und Schülern zu helfen, sich angemessen zu behaupten und am Arbeitsplatz aggressives Verhalten zu reduzieren, werden im JobFit-Training in zehn Einheiten à 90 min sozial-emotionale Kompetenzen vermittelt, die Jugendliche beim Übergang vom Schulsystem in den Arbeitsmarkt benötigen. Das verhaltenspsychologisch orientierte Training, das mit Jugendlichen der Altersgruppe von 13 bis 20 Jahren durchgeführt werden kann (http://www.jobfit.uni-bremen.de) fördert positive Selbstwirksamkeitserwartungen (vgl. Petermann und Petermann 2010). Die wöchentlich stattfindenden Trainingssitzungen werden in den regulären Schulunterricht integriert und können sowohl von Sozialpädagogen als auch Schulpsychologen oder Lehrkräften durchgeführt werden.

Das JobFit-Training verfolgt hierarchisch aufeinander aufbauende Lernziele. Im Vordergrund stehen der Erwerb sozialer Fertigkeiten und die Förderung einer differenzierten Selbst- und Fremdwahrnehmung. Die Selbstkontrolle und Selbstwirksamkeitserwartung sollen gestärkt werden. Die Trainingsinhalte werden multimethodal durch Cartoons und Fotos, im Dialog, anhand von Rollenspielen und mittels Video- und Gruppenfeedback im Klassensetting vermittelt. Lehrkräfte berichten nach der Trainingsdurchführung, aber auch 6 Monate später von positiven Effekten des Trainings, die sich deutlich in einem veränderten Sozialverhalten der Jugendlichen äußern (Petermann et al. 2010). Insgesamt liegen eine Vielzahl von

Studien zum JobFit-Training vor, die diesen positiven Befund stützen (vgl. Laakmann et al. 2013; Schultheiß et al. 2012, 2013). Die erzielten Ergebnisse legen den Schluss nahe, dass Sozialverhalten auch noch nach 6 Monaten nach Trainingsende bei Jugendlichen mit extrem auffälligem Verhalten nachhaltig verbessert werden kann. Besonders die Effekte im Bereich Kooperation und angemessenes Sozialverhalten sind langfristig stabil, wodurch aggressives Verhalten nachhaltig reduziert werden kann.

1.6 Elternorientierte Programme

Elternorientierte Programme zur Förderung des Erziehungsverhaltens sind im Bereich der Prävention und Therapie aggressiven Verhaltens weit verbreitet. Ein ungünstiges Erziehungsverhalten der Eltern fördert die Entstehung und Aufrechterhaltung des Problemverhaltens von Kindern in entscheidender Weise. Eine geringe Kontrolle des Kindes und wenig Anteilnahme an seinen Freizeitaktivitäten, Interessen und seinen Freunden, unklare Regeln, übermäßig strafendes Verhalten oder körperliche Disziplinierung, stellen einige Erziehungspraktiken dar, die mit aggressivem Verhalten im Zusammenhang stehen (Gershoff et al. 2012; Koglin und Petermann 2008). Sie führen dazu, dass unangemessenes Verhalten des Kindes verstärkt, während angemessenes oder erwünschtes Verhalten zu wenig von den Eltern beachtet wird (Patterson et al. 2002). Präventionsprogramme für Eltern zielen im Allgemeinen auf die Verbesserung der Eltern-Kind-Beziehung ab und fördern ein Erziehungsverhalten, welches dem Kind positive Rückmeldung für angemessenes Verhalten gibt, klare Regeln und Konsequenzen für Fehlverhalten aufzeigt. Theoretische Grundlagen für diese Elternprogramme bilden zumeist lerntheoretische und kognitive Ansätze sowie die soziale Lerntheorie (Sanders et al. 2000; Webster-Stratton et al. 2004).

Das Tripple P –Positive Parenting Training, das unter Heranziehung lern- und verhaltenspsychologischer Prinzipien von Sanders (1999) entwickelt und international weit verbreitet ist (http://www.triplep.de), soll besonders hervorgehoben werden (vgl. auch Heinrichs et al. 2013). Das Besondere an diesem Programm ist die Kombination der verschiedenen Präventionsebenen. Je nach Bedarf können Eltern Informationen über isolierte Erziehungssituationen erhalten, an einem Elterntraining teilnehmen oder eine umfassende Hilfe bei Verhaltensproblemen ihrer Kinder bekommen. Es werden folgende Maßnahmen angeboten (Hahlweg und Kessemeier 2003; Sanders 1999):

- Verbreitung von Triple-P-Materialien (z. B. über Broschüren, Video, Fernsehsendungen) über typische Erziehungssituationen, die für Eltern schwierig sein können.
- Triple-P-Kurzberatung für Eltern, die Fragen zu bestimmten Erziehungssituationen haben und diese mit ausgebildeten Triple-P-Trainern in bis zu vier Einzelberatungen bearbeiten können.
- Triple-P-Kurzberatung mit aktivem Training erweitert die ausschließliche Beratung um ein aktives Training in Erziehungsstrategien, die u. a. in Rollenspielen eingeübt werden.
- Triple-P-Elterntraining als Maßnahme für alle interessierten Eltern oder als indizierte Maßnahme, wenn beim Kind bereits erste Verhaltensprobleme sichtbar werden. Der Elternkurs besteht aus vier Gruppentreffen, die um anschließende Telefonberatungen durch einen Triple-P-Trainer erweitert werden.
- Erweitertes Triple-P für Familien mit deutlichen Schwierigkeiten (z. B. einer Depression der Mutter, Substanzmissbrauch, Ehekonflikte), deren Kinder anhaltende Verhaltensprobleme aufweisen. Angeboten werden umfassende Hilfen u. a. zur Förderung des Erziehungsverhaltens, Unterstützung bei Ehe- und Partnerschaftsproblemen, dem Umgang mit Stress und der Regulation von Gefühlen.

In einer Meta-Analyse zur Wirksamkeit des Triple-P-Elterntrainings über 14 Primärstudien kommen de Graaf et al. (2008) zu dem Schluss, dass dieses Training Verhaltensprobleme bei Kindern deutlich verringert und zwar unmittelbar nach dem Training, aber auch 6 und 12 Monate nach dem Trainingsende. Besonders deutliche Effekte ergaben sich für Studien, in denen mehr Kinder teilnahmen, deren Verhaltensprobleme zum Beginn der Maßnahmen bereits im auffälligen Bereich lagen. Für die anderen Triple-P-Angebote liegen international, aber auch im deutschsprachigem Raum Studien vor, die ebenfalls die Effektivität der Maßnahmen aufzeigen (Sanders 2012). Es handelt sich somit um ein weit verbreitetes und zudem recht gut evaluiertes Programm zur Prävention von Verhaltensproblemen, das gut auf die Bedürfnisse der Eltern und des Kindes abgestimmt werden kann (vgl. auch Heinrichs et al. 2013).

1.7 Zusammenfassung und Schlussfolgerungen

Die Prävention von aggressivem Verhalten lohnt sich. Es sind viele Risiko- und Schutzfaktoren bekannt, die für die Konzeption von Präventionsmaßnahmen genutzt werden können. Die vielfältigen Formen und Verläufe aggressiven Verhaltens lassen es nicht zu, sich auf eine Präventionsstrategie zu verlassen. Je nach

Alter des Kindes, nach Risikobelastung oder der Erreichbarkeit der Kinder, muss auf unterschiedliche Strategien zurückgegriffen werden. Eine frühe Prävention aggressiven Verhaltens ist sinnvoll, wenn stabil aggressives Verhalten mit Beginn in der Kindheit verhindert werden soll. Dennoch ist auch eine Unterstützung von Kindern im Übergang zur Pubertät angemessen, das heißt, bevor jugendtypisches Problemverhalten vermehrt auftritt. Für eine gezielte Planung und Realisierung von jugendspezifischen Angeboten ist die Kenntnis von Frühindikatoren aggressiven Verhaltens im Jugendalter zentral (vgl. Petermann und Brettfeld 2014). Erste Erfahrungen mit Verhaltensscreenings, die sich zum Beispiel im schulischen Kontext einfach einsetzen lassen, stimmen optimistisch (vgl. Brettfeld et al. 2014). Leider liegen im deutschsprachigen Raum kaum ausgearbeitete Verhaltenstrainings vor, die schulbasiert im Jugendalter einsetzbar sind. Einen der wenigen Ansätze stellt das beschriebene JobFit-Training dar (vgl. Petermann und Petermann 2010)

Es liegen einige Programme zur Prävention aggressiven Verhaltens vor, die wirksam sind, auch wenn man die langfristige Wirksamkeit noch umfassend untersuchen muss (vgl. Beelmann et al. 2014). In der Regel lässt sich aggressives Verhalten nur in einem begrenzten Umfang verringern. Diese Tatsache begründet wiederholt durchzuführende Maßnahmen, das heißt ein entwicklungsorientiert konzipiertes Vorgehen, das sich an den aktuellen Anforderungen und den Entwicklungsaufgaben der Kinder und Jugendlichen ausrichtet. Diese Ansätze können dazu beitragen, dass eine Vielzahl von Kindern aggressives Verhalten in einem deutlich erkennbaren Umfang reduziert. Im Aufbau sozial-emotionaler Kompetenzen werden im Mittel etwas höhere Effekte erreicht.

Es empfiehlt sich die Einführung einer Maßnahme immer durch eine Qualitätssicherung zu begleiten. Diese kann sich auf die Wirksamkeit beziehen, aber auch auf Maße der programmtreuen Umsetzung und der Passung der Maßnahme für eine spezielle Institution oder Zielgruppe einer Institution. Nur dadurch ist es möglich, Erfolge oder Misserfolge bzw. zu verbessernde Inhalte oder Prozesse zu bestimmen (Durlak und DuPre 2008).

Es wird auch deutlich, dass Präventionsprogramme in der Praxis stärker einrichtungs- und trägerübergreifend (Jugendhilfe, Schule, berufliche Ausbildung) realisiert werden müssen. Dies ist eine Möglichkeit, um Präventionsangebote mit therapeutischen Maßnahmen abzustimmen. Die Vernetzung von Jugendhilfe-Maßnahmen mit Präventionsangeboten im Kindergarten oder in der Schule bildet eine wichtige Herausforderung für die Zukunft. Zentrale Organisationseinheiten könnten zudem eine Vernetzung präventiver Programme über den Entwicklungsverlauf und die Integration präventiver Maßnahmen in bestehende Strukturen des Gesundheitssystems und der Jugendhilfe gewährleisten.

Therapie aggressiven Verhaltens 2

Bei der Behandlung aggressiver Kinder und Jugendlicher gelten die folgenden Behandlungsansätze als empirisch gestützt (als Übersicht Bachmann et al. 2010):

- Ansätze der kognitiven Verhaltenstherapie,
- Problemlösetrainings,
- soziale Kompetenztrainings,
- Ärger-Kontrolltrainings (meistens als Element eines sozialen Kompetenztrainings) und
- Elterntrainings (z. B. Modelllernen und Verhaltensrückmeldung mit Videounterstützung).

2.1 Grundlagen der Therapie

In der Kinder- und Jugendpsychiatrie gehört die aggressive Verhaltensproblematik zu den häufigsten Vorstellungsgründen (vgl. u. a. Fuchs et al. 2013). Neben der psychiatrischen und psychotherapeutischen Versorgung solcher Kinder und ihrer Familien befinden sich viele Kinder und Jugendliche mit dieser Problematik in einer Jugendhilfe-Maßnahme (Nitkowski et al. 2009a, b). Die Kosten für all diese Maßnahmen sind erheblich, vor allem wenn man die chronischen Verläufe und die ungünstige Langzeitprognose bedenkt (vgl. u. a. Ewest et al. 2013).

Das psychotherapeutische Spektrum der Behandlung aggressiver Kinder und Jugendlicher wird aktuell von multimodalen, lernpsychologisch orientierten Therapieansätzen dominiert (vgl. Petermann und Petermann 2013). Auch die Kom-

F. Petermann, U. Koglin, *Aggressive Kinder und Jugendliche,* essentials,
DOI 10.1007/978-3-658-08851-4_2

bination von kinderpsychotherapeutischen und Jugendhilfe-Maßnahmen nimmt an Bedeutung zu (vgl. u. a. Nitkowski et al. 2009a, b; Rücker et al. 2009). Bei jüngeren Kindern (bis zur Einschulung) stehen eltern- und familienzentrierte Vorgehensweisen im Vordergrund. Besonders beeindruckend, aber auch extrem kostenintensiv ist die multisystemische Therapie, die sich in den letzten Jahren auch in Europa etabliert hat (vgl. Kap. 2.5 und www.mstservices.com).

Bachmann et al. (2010) weisen darauf hin, dass sich mehrere Hundert Therapieprogramme auf dem Markt befinden, die sich mit der Behandlung aggressiver Kinder und Jugendlicher beschäftigen. Um halbwegs eine Übersicht zu behalten und zugleich eine Qualitätssicherung zu erreichen, haben einige Organisationen Bewertungskriterien entwickelt, anhand derer sie die Evidenzbasierung von Therapieprogrammen einstufen. Die bekanntesten sind

- die Blueprints des Center of the Study an Prevention of Violence der Universität Colorado (http://www.colorado.edu/cspv/blueprints/),
- die Modell Program Guide Datenbank des US-amerikanischen Office of Juvenile Justice and Delmiquency Prevention (OJJDP) (http://www.ojjdp.gov/) und
- die von den US-Interagency Working Group on Youth Programs betriebene Internetseite.

Besonders strikte Bewertungen geben die „Blueprints" ab (vgl. zu weiteren Information Bachmann et al. 2010).

2.2 Soziales Kompetenztraining

Soziale Kompetenztrainings umfassen in der Regel ungefähr 15 bis 25 Therapieeinheiten, die über ein halbes Jahr verteilt durchgeführt werden. Häufig werden dabei Phasen einer Einzeltherapie mit Übungen in therapeutischen Gruppen kombiniert. Um Kindern und Jugendlichen neue und differenzierte soziale Kompetenzen zu vermitteln, greift man auf Methoden der kognitiven Verhaltenstherapie zurück, die sich auf das Einüben von Selbstbeobachtung und eine realistische Selbstbewertung beziehen. Zur eigenständigen Verhaltenssteuerung werden in der Folge einer realistischen Bewertung der eigenen Person dann Selbstinstruktionsmethoden dem Kind vermittelt, mit denen es in der Regel gut gelingt, aggressiv-reaktives und impulsives Verhalten zu steuern. Erst in einem weiteren Schritt werden (vor allem anhand von Rollenspielen)

- neue soziale Problemlösefertigkeiten eingeübt,
- neues Sozialverhalten vermittelt und entsprechende Kommunikationsfertigkeiten erarbeitet (z. B. Kontakte knüpfen, ohne Aggression; eine Bitte in freundlichem Ton äußern; etwas ablehnen, ohne wütend zu werden),
- eine „soziale Neuorientierung" setzt ein Training der sozialen Perspektivenübernahme vielfach voraus; da auf diese Weise aggressive Kinder lernen, Emotionen und Gedanken anderer in ihren Handlungen zu berücksichtigen (vgl. Tab. 2.1).

Für Kinder mit aggressiv-reaktiven Verhaltensweisen (vgl. Petermann und Koglin 2015) wird eine Verhaltenssteuerung vielfach erst dann möglich, wenn sie systematisch erarbeiten, in welchen Situationen sie leicht ärgerlich und wütend werden. Ihnen gelingt vor allem dann eine Regulation negativer Emotionen, wenn es durch die Therapie möglich wird, frühe Hinweise einer emotionalen Dysregulation zu erkennen. Durch Ärger-Stopp-Regeln, Entspannungsübungen, Ablenkung u. Ä. können sie dann angemessenes Ärger-Management erlernen (vgl. Petermann und Petermann 2012).

Ein sehr bekanntes Vorgehen, das in erster Linie als soziales Kompetenztraining konzipiert ist, stellt das Training mit aggressiven Kindern (Petermann und Petermann 2012) dar. Dieses Programm ist für Kinder ungefähr ab dem sechsten Lebensjahr bis etwa 12 Jahre entwickelt worden; es besteht aus drei Elementen:

Tab. 2.1 Empirisch gestützte Methoden sozialer Kompetenztrainings (nach Bloomquist und Schnell 2005)

Interventionsverfahren	**Erläuterungen**
Einüben von Selbstbeobachtung und Selbstbewertung	Die Kinder lernen, sich selbst zu beobachten und das eigene Verhalten zu bewerten.
Selbstinstruktionstraining	Die Kinder lernen, durch verinnerlichte Selbstverbalisation, Emotionen zu regulieren und eigenes Verhalten zu steuern.
Training der sozialen Problemlösefertigkeiten	Die Kinder lernen, verschiedene Schritte zur Lösung zwischenmenschlicher Konflikte anzuwenden.
Training des Sozialverhaltens und der Kommunikationsfertigkeiten	Die Kinder lernen, prosoziales Verhalten sowie verbale und nonverbale Kommunikationsfertigkeiten anzuwenden.
Training der sozialen Perspektivenübernahme	Die Kinder lernen, Emotionen und Gedanken anderer zu berücksichtigen.
Ärger-Management-Training	Die Kinder lernen, eigenen Ärger und eigene Wut wahrzunehmen und damit angemessen umzugehen.

einer Einzel- sowie Gruppentherapie und einer intensiven Eltern- oder Familienberatung. Die Einzel- und Gruppentherapie umfasst 14 bis 16 Sitzungen à 50 oder 100 min, die Eltern- oder Familienberatung ungefähr sechs Termine à 100 min. Die wichtigsten modulspezifischen Ziele sind in Tab. 2.2 zusammengestellt.

In verschiedenen Studien zu den langfristigen Effekten des Trainings mit aggressiven Kindern zeigten sich folgende positiven Effekte: Bei der Bewertung der langfristigen Wirksamkeit (Nitkowski et al. 2009a; Petermann et al. 2007) wird ersichtlich, dass das Vorgehen aus der Sicht der Eltern und Lehrkräfte aggressives Verhalten deutlich reduziert. Diese Effekte konnten mithilfe der Achenbach-Skalen (CBCL, TRF) auch sechs Monate nach Therapie-Ende bestätigt werden. Des Weiteren stimmen Eltern und Lehrkräfte in ihrer Einschätzung überein, dass aggressives Verhalten der Kinder erheblich reduziert und das prosoziale Verhalten verbessert wurde (erfasst mit dem SDQ, Goodman 1997).

Zur Überprüfung der Wirksamkeit wurde das Training mit aggressiven Kindern sowohl ambulant als auch in der Jugendhilfe und Kinder-/Jugendpsychiatrie durchgeführt. Die deutliche Verbesserung des Sozialverhaltens konnte in allen Settings,

Tab. 2.2 Training mit aggressiven Kindern: Ausgewählte Ziele (Nach Petermann und Petermann 2012)

Ziele der Einzeltherapie
• Auseinandersetzen mit aggressivem Verhalten, • Selbstverbalisationstechniken erlernen, • Konsequenzen vorhersehen, • Bildgeschichten verstehen und Wege der Problemlösung erarbeiten und • Sich selbst im Rahmen von Problemlösungen kritisch einschätzen
Ziele der Gruppentherapie
• Gruppenregeln erstellen, • Einfühlungsvermögen einüben, • Mit Wut besser fertig werden, • Lob, Nichtbeachtung und Tadel erfahren und • Angemessenes Verhalten stabilisieren und gegenüber Rückschlägen immunisieren
Ziele der Eltern- und Familienberatung
• Vermitteln eines Störungskonzeptes, • Vertrautmachen mit Verhaltensbeobachtung, • Wirkungsvoll Aufforderungen stellen, • Einsatz von Punkteplänen, • Bearbeiten von Kommunikations- und Erziehungsproblemen, • Umstrukturieren des Familienlebens, • Stabilisieren positiver Veränderungen in der Familie und • Unterstützung anbieten, wenn Rückschläge drohen

in denen das Training durchgeführt wurde, auf der Basis von Elternurteilen belegt werden (Nitkowski et al. 2009b; Petermann et al. 2008, 2013c). Im Vergleich profitieren Kinder, die am Training mit aggressiven Kindern im Kontext von Maßnahmen der Jugendhilfe und einer ambulanten kinderpsychiatrischen Maßnahme teilnahmen, nachweislich stärker als diejenigen, denen das Training nur isoliert angeboten wurde. Die Tatsache, dass und wie gut ein verhaltenstherapeutisches Angebot in eine Versorgungsstruktur eingebunden ist, bestimmt damit entscheidend über den langfristigen Erfolg einer solchen Behandlung.

2.3 Elterntraining

Bei diesem Vorgehen nimmt man an, dass das Verhalten des aggressiven Kindes durch die Modifikation der sozialen Umgebung zu verändern ist. Die Eltern tragen mit ihrem Erziehungsverhalten entscheidend zur Problematik eines Kindes bei. Demzufolge soll mit einem Elterntraining das Erziehungs- und Interaktionsverhalten zwischen den Eltern und dem Kind besser werden.

Schon im Jahre 2008 durchleuchteten Kaminski, Valle, Filene und Boyle die Wirksamkeit von Elterntrainings. Die Autoren gingen der Frage nach, welche Inhalte und Methoden die Effektivität von Elterntrainings beeinflussen (Tab. 2.3). Von besonderer Bedeutung waren dabei:

- die positive Interaktion mit dem Kind (die Interessen des Kindes wahrnehmen und unterstützen, angemessene Freizeitaktivitäten anbieten),
- konsistentes Handeln, wenn das Kind Fehlverhalten zeigt,
- Kommunikation über Emotionen und
- das Einüben von Erziehungsfertigkeiten mit dem Kind im Alltag.

Bei Elterntrainings werden Bezugspersonen eines Kindes darin „ausgebildet", das Verhalten eines Kindes zu Hause zu modifizieren. So soll die Interaktion mit dem Kind verbessert, kooperatives Verhalten aufgebaut und aggressives Verhalten reduziert werden. Die Eltern lernen, Regeln im Umgang mit ihrem Kind und für ihr Kind aufzustellen, positive Verstärker für angemessenes und leichte Strafen für unangemessenes Verhalten einzusetzen. Mit Hilfe von lernpsychologischen Prinzipien lernen die Eltern, Problemverhalten zu erkennen und schrittweise zu verändern. Durch die Vermittlung und Erprobung neuen Erziehungsverhaltens werden die Eltern im Umgang mit ihrem aggressiven Kind kompetenter, sodass sie eigenständig Probleme bearbeiten können. In der Regel wird das Problemverhalten des Kindes in der Schule einbezogen.

Tab. 2.3 Einige wichtige Inhalte von Elterntrainings (nach Kaminski et al. 2008)

Inhalt	Beschreibung
Wissen über die kindliche Entwicklung und Betreuung	Wissen über die Entwicklung und das Verhalten von Kindern; Förderung einer positiven emotionalen Entwicklung von Kindern (z. B. angemessene Emotionskontrolle, Selbstbewusstsein)
Positive Interaktion mit dem Kind	Eltern-Kind-Kontakt positiv gestalten (z. B. Begeisterung ausdrücken, positive Aufmerksamkeit schenken)
Sensitivität und Fürsorge seitens der Eltern	Bedürfnisse des Kindes sensibel wahrnehmen und darauf reagieren (z. B. Berührungen), altersangemessenen Körperkontakt und Zuneigung zeigen
Kommunikation über Emotionen	Beziehungsfördernde Kommunikation einüben (z. B. aktives Zuhören; Kinder dabei unterstützen, Emotionen zu erkennen und angemessen auszudrücken); negative Kommunikation verringern (z. B. Sarkasmus)
Kommunikation über Grenzen und Regeln	Aufforderungen an das Kind eindeutig formulieren; Grenzen setzen und Regeln aufstellen, Konsequenzen zeigen
Verhaltensmanagement	Beaufsichtigung (Kontrolle) und Betreuung des Kindes; konkrete Verstärkungs- und Bestrafungsstrategien nutzen; konsistentes Verhalten bei Regelverletzungen
Förderung sozialer Kompetenzen	Eltern anleiten, wie sie positives Verhalten ihren Kindern vermitteln können (z. B. Kooperation mit Gleichaltrigen)

Elterntrainings sollten die einzuübenden Verhaltensweisen in kleine Schritte gliedern, wie es zum Beispiel vorbildlich in dem videogestützten Elterntraining von Webster-Stratton (2005) der Fall ist. Dieses Elterntraining wurde vor allem bei vier- bis achtjährigen Kindern erprobt, wobei die Grundlagen für ein positives elterliches Erziehungsverhalten anhand von Videoaufnahmen mit den Eltern erarbeitet werden. Für ein solches Vorgehen liegen differenzierte Manuale und Trainingsmaterialien vor.

Lundahl et al. (2006) stellen in einer Übersicht die Wirksamkeit von Elterntrainings bei aggressiven Kindern zur Diskussion. Prinzipiell zeigen sich in einem Vergleich von 63 Studien folgende Ergebnisse:

- verhaltenstherapeutisch orientierte Elterntrainings sind anderen Elterntrainings (z. B. nach dem Gordon-Ansatz) nicht prinzipiell überlegen,
- aggressive Kinder unter 5 Jahre profitieren gut von Elterntrainings,
- sozial besser gestellte Familien und deren Kinder ziehen aus Elterntrainings einen größeren Gewinn als sozial benachteiligte Familien,
- aggressive Kinder mit stärker ausgeprägten Problemen profitieren mehr als solche, die weniger belastet sind und
- Elterngruppentrainings waren im Vergleich zu Trainings, bei denen die Eltern individuell betreut wurden, weniger effektiv.

Die Meta-Analyse von Lundahl et al. (2006) verdeutlicht, dass Elterntrainings nur unter bestimmten Umständen und nur für ausgewählte Eltern gute Effekte zeigen. Sozial benachteiligte Familien profitieren nur dann, wenn sie umfassend (z. B. durch Jugendhilfe-Maßnahmen) unterstützt werden (Henggeler und Sheidow 2012). Die langfristigen Effekte familiär orientierter Ansätze werden in neueren Übersichtsarbeiten sowohl für das Kindesalter (Furlong et al. 2012) als auch für das Jugendalter (Bachmann et al. 2010) positiv bewertet. Vermutlich ist bei einer früh auftretenden und damit stabilen psychischen Störung die optimalste Betreuung von Familien mit aggressiven Kindern dadurch gegeben, dass den Betroffenen ein auf *Langfristigkeit angelegtes Betreuungssystem* angeboten wird. In Krisenzeiten kommt einer intensivtherapeutischen Behandlung eine besondere Bedeutung zu (vgl. Stadler et al. 2012). Ein solches komplexes Angebot gibt Eltern und Familien die Möglichkeit, ihre Fertigkeiten im Umgang mit ihrem Kind und damit dem jeweiligen Alter den spezifischen Entwicklungsanforderungen gezielt anzupassen.

Incredible Years Das Programm „Incredible Years“ wendet sich an Eltern, Kinder und Lehrkräfte und möchte die Erziehungskompetenz von Bezugspersonen und die sozial-emotionale Kompetenz von Kindern fördern. Das Programm besteht aus drei Teilprogrammen (Tab. 2.4), die folgende Bereiche fördern:

- Erziehungskompetenzen (BASIC Parent Training Program),
- interpersonelle Kompetenzen (ADVANCE Parent Training Program) und
- Lernkompetenzen (EDUCATION Training Program, SCHOOL Training Program).

Das Vorgehen dient der Prävention und Therapie aggressiven Verhaltens und ist für Kinder der Altersgruppe von 2 bis 10 Jahren geeignet (Webster-Stratton 2005; Webster-Stratton et al. 2004).

Tab. 2.4 Inhalte der Elterntrainings-Serie „Incredible Years" (dargestellt nach Beelmann und Raabe 2007, S. 167)

Programmteil	Inhalt	Setting
BASIC (Basistraining)	Gemeinsames Spiel	Zuhause
	Loben/belohnen	
	Grenzen setzen	
	Umgang mit Fehlverhalten	
ADVANCE (Fortgeschrittentraining)	Problemlösen	Zuhause
	Ärgermanagement	Arbeit
	Kommunikation	Freizeit
	Kontrolle von Depression	
	Soziale Unterstützung geben und annehmen	
EDUCATION SCHOOL	Anregungen geben	Zuhause
	Lernroutinen nach der Schule	Schule
	Unterstützung bei den Hausaufgaben	
	Leseübungen	
	Beteiligung an schulischen Veranstaltungen und Konferenzen	

Das BASIC-Elterntraining wird über 13 bis 14 Wochen angeboten, wobei Gruppen von zehn bis 14 Eltern gebildet werden. Die Basis der Arbeit mit den Eltern besteht aus dem Anschauen von themenspezifischen Videoausschnitten. Aus 250 Video-Vignetten von je 1 bis 2 min Länge wird eine Auswahl getroffen. Die Videos zeigen einen Elternteil und ein Kind in Alltagssituationen, in denen die Interaktionspartner mehr oder weniger erfolgreich miteinander umgehen. In dem Elterntraining wird also gezielt mit Filmmaterial gearbeitet, um auch bildungsferne Schichten zu erreichen. Nach dem Betrachten einer Video-Vignette erfolgt eine Gruppendiskussion über den Inhalt; in Rollenspielen werden Lösungen erarbeitet und zugleich ausprobiert; als Abschluss eines jeden Treffens werden strukturierte Hausaufgaben formuliert.

Beim ADVANCE-Programm sollen Elternkompetenzen in den Bereichen Selbstkontrolle, Kommunikationsfertigkeiten, Problemlösekompetenz und soziale Unterstützung (geben und annehmen) gefördert werden. Im Prinzip wird damit die familiäre Stressbewältigungskompetenz der Eltern gestärkt, wodurch – vor allem auf Seiten der Mütter – ein sensitiver Umgang mit Kindern erst möglich wird. Im dritten Programmteil (EDUCATION) sollen die Eltern befähigt werden, ihre Kinder bei den schulischen Anforderungen zu unterstützen.

Für das Programm „Incredible Years" liegen ungefähr ein Dutzend randomisiert-kontrollierte Studien vor. Diese Studien belegen, dass aggressives Verhalten und Problemverhalten der Kinder abgebaut sowie prosoziales Verhalten und die Problemlösekompetenz verbessert wurden. In einer in den Niederlanden durchgeführten Kontrollgruppenstudie (Posthumus et al. 2012) wurden die ersten beiden Programmteile (BASIC, ADVANCE) dazu herangezogen, um die Erziehungskompetenz von Eltern auffälliger Kinder zu optimieren. Die meisten Effekte (z. B. Anwenden angemessener Disziplinierungstechniken) konnten auch nach 2 Jahren noch beobachtet werden; allerdings konnte in dieser Studie nicht bestätigt werden, dass die Bereitschaft der Eltern, ihr Kind gezielt zu loben, längerfristig stabil blieb (Posthumus et al. 2012).

2.4 Intensivtherapeutischer Ansatz VIA

Ein innovativer Ansatz stellt die intensivtherapeutische Behandlung aggressiver Kinder dar. Einen Vorschlag unterbreiteten Grasmann und Stadler (2009) mit ihrem „Verhaltenstherapeutischen Intensivprogramm zum Abbau von Aggression (VIA)". Das dreimonatige Programm umfasst ein zweiwöchiges tagesklinisches Intensivtraining (=10 Therapietage von ca. 8:00 bis 17:00 Uhr) in einer Gruppe von sechs Kindern (Altersgruppe 6–14 Jahre). Begleitend zum zweiwöchigen Gruppentraining findet ein achtwöchiges ambulantes Elterntraining statt, das 3 Wochen vor dem Gruppentraining beginnt und 6 Wochen nach der tagesklinischen Behandlung endet. Während der strukturierten tagesklinischen Behandlung (Tab. 2.5) werden Hilfen zu neuen Verhaltensstrategien zur Impulskontrolle und neue Ansätze zur Problemlösung erlernt. Mit den kognitiv-verhaltenstherapeutischen Methoden gelingt es, eine angemessene soziale Informationsverarbeitung zu vermitteln (vgl. Stadler et al. 2012, S. 104).

Tab. 2.5 Intensivtherapeutisches Verhalten nach Pelham und Hoza (1997)

Punktesystem
Die Kinder können täglich Punkte für angemessenes Verhalten sammeln und mit entsprechendem Fehlverhalten Punkte verlieren. Die erzielten Punkte können in Privilegien (z. B. Ausflüge) eingetauscht werden.
Soziales Kompetenztraining
Durch Instruktions- und Kommunikationstraining, Modelllernen und Rollenspiele werden soziale Kompetenzen erlernt. Im Alltag bilden die Kinder feste Zweierteams, die regelmäßig gemeinsame Aktivitäten unternehmen, eine Freundschaft aufbauen sollen und von einem erwachsenen Coach darin unterstützt werden.
Daily Report Cards
Den Eltern werden täglich Kärtchen mit individuellen Zielverhaltensweisen übergeben. Die Eltern werden geschult, ihre Kinder für das Einhalten der Vorgaben gezielt zu belohnen.

Tab. 2.5 (Fortsetzung)

Sportliche Aktivitäten
Drei Stunden werden altersangemessene sportliche Übungen mit den Kindern durchgeführt, um ihre Selbstwirksamkeit zu fördern, wodurch Verhaltensänderungen möglich werden.
Time-Out-Technik
Unerwünschte Verhaltensweisen werden mit dem Verlust von Privilegien (für eine bestimmte Zeit) bestraft.
Unterricht
Die Kinder werden 3 h täglich (eine Stunde ein spezifisches Thema, eine Stunde Computerunterricht, eine Stunde Kunst) unterrichtet. Diese Alltagsnähe besitzt den Vorteil, dass man direkt an schulbezogenen Problemen (z. B. Konzentration, Ausdauer) arbeiten kann.
Elterneinbezug
Die Eltern werden aktiv in das Programm eingebunden. Es finden tägliche Kontakte, wöchentliche Elterngruppen zur Verhaltensmodifikation und gemeinsame Aktivitäten mit den Kindern statt.

2.5 Multisystemische Therapie (MST)

Bei der Multisystemischen Therapie (MST) handelt es sich um eine Therapieform, die Scott Henggeler (Medical University of South Carolina, USA) ab 1980 entwickelte. Primäre Zielgruppe der MST sind Jugendliche mit aggressivem Verhalten, Delinquenz, Substanzmißbrauch und sexuell übergriffigem Verhalten sowie die Familien dieser Jugendlichen. Inzwischen liegen auch Adaptationen der MST für andere Zielgruppen vor, etwa vernachlässigte Kinder oder Kinder und Jugendliche mit chronischen somatischen Erkrankungen und Compliance-Problemen.

Die MST fußt auf der sozial-ökologischen Therapie nach Bronfenbrenner (1992) und leitet hieraus ihren Kerngedanken ab: die Behandlung der Symptome in dem jeweiligen System, in dem sie auftreten (d. h. Familie, Schule, Gleichaltrigengruppe etc.). Dieser Kerngedanke wird konkretisiert und erweitert in neun Leitsätzen der MST (z. B. „Positiv und an Stärken orientiert bleiben“, „Gegenwartsorientiert, handlungsorientiert und klar definiert“, „Auf Alltagstransfer achten“; Henggeler et al. 2012).

Insgesamt dauert eine MST-Behandlung ca. vier bis sechs Monate. MST findet als aufsuchende Therapieform zu 90 % in der natürlichen Umgebung der Familien statt, Termine finden zu familienfreundlichen Zeiten statt. Jeder Therapeut hat eine niedrige Fallzahl von vier bis maximal sechs Familien, um genügend Zeit für ein therapeutisches Bündnis zu haben. Drei bis vier Therapeuten bilden ein MST-Team, das von einem MST-Teamleiter geleitet wird.

Die Verantwortlichkeit für das Engagement einer Familie liegt vor allem beim MST-Team, nicht bei der Familie selber. Dies mag auch die hohen Mitarbeitsquoten (bis zu 98 %) für MST-Behandlungen erklären. Die Zuweisung zu einer MST-Behandlung erfolgt über unterschiedliche Wege (z. B. Jugendamt, gerichtliche Auflage, andere soziale Dienste). Viele MST-Teams arbeiten unter dem Dach von Trägern der Jugendhilfe.

Die Grundprinzipien des MST-Programmes kann man knapp wie folgt formulieren:

- *Intensiv:* Die Behandlung dauert ca. vier bis sechs Monate und erfolgt durch ein therapeutisches Team (Sozialarbeiter, Psychologe), das für Notfälle rund um die Uhr erreichbar ist. Jeder Therapeut ist nur für vier bis fünf Familien zuständig, wodurch viel Zeit in der jeweiligen Familie verbracht werden kann.
- *Multisystemisch:* In der Familie wird vor allem darauf Wert gelegt, den Eltern bessere Erziehungskompetenzen zu vermitteln. Gleichzeitig werden außerfamiliäre Ressourcen wie Sportvereine, Schule, Arbeitsagentur und Nachbarschaft einbezogen und aktiviert, um eine prosoziale Entwicklung zu fördern und Kontakte zu massiv auffälligen Freundeskreisen zu verringern.
- *Realitätsnah:* Die betroffenen Kinder und Jugendlichen und ihre Familien werden vor Ort in ihrem natürlichen Lebensumfeld aufgesucht und behandelt.
- *Aus einer Hand:* Das *MST*-Team bündelt und koordiniert die (sonst oft nebeneinander ablaufenden) Maßnahmen von Schule, Jugendamt, Arbeitsamt, Polizei und Justiz.

Die Behandlung ist grundsätzlich an den Stärken der Familie orientiert, die Familienmitglieder werden als vollwertige Mitarbeiter betrachtet und Behandlungsziele vornehmlich von Familienmitgliedern gesetzt. MST wird individualisiert angeboten, um flexibel auf die Bedürfnisse der Familien eingehen zu können.

Die MST verfügt über ein ausgefeiltes, manualisiertes System der Qualitätssicherung, das unter anderem aus einem speziellen Behandlungsprotokoll, einem Supervisionsprotokoll sowie einem speziellen Schulungsprotokoll besteht. Zudem erfolgt die Bewertung der Therapietreue der MST-Therapeuten durch die jeweilige betreute Familie (via Internet). Einmal wöchentlich werden alle Fallverläufe standardisiert protokolliert und mit dem Teamleiter im MST-Team besprochen, bei besonders schwierigen Fälle kann der Teamleiter mit einem externen MST-Fachberater Rücksprache halten.

Die MST kann derzeit als eine besonders gut erforschte Therapieform in diesem Bereich gelten, es liegen gegenwärtig 14 randomisiert-kontrollierte Studien zur MST vor (längstes Follow-up-Intervall 21,9 Jahre), die Kontrollgruppe in diesen

Studien ist meistens die Routinebehandlung aggressiver Kinder. Die untersuchten Gruppen umfassen unterschiedliche Ethnien, die Studien wurden sowohl von den Programmentwicklern als auch von unabhängigen Forschungsgruppen durchgeführt. Da die MST-Effekte in einer ganzen Reihe von Lebensbereichen auftreten (z. B. Schulbesuch, familiärer Zusammenhalt), sind die Effektivitätsmaße der Studien unterschiedlich gewählt.

Ausgewählte Ergebnisse zeigen hervorragende Effekte in den Bereichen *Gesundheit* (Reduktion von psychiatrischen Krankenhausaufenthalten um 75 %), *Jugendhilfe* (Vermeidung von Heimunterbringung in ca. 50 % der Fälle), *Bildungswesen* (Steigerung der Schulbesuchsquote von 20 auf 80 %), *Justizwesen* (Verminderung von Gefängnisaufhalten um ca. 50 %, Verringerung der Delikthäufigkeit) und *Familie* (Verbesserung der innerfamiliären Beziehungen). Zudem ergeben sich mittelfristig erhebliche Kostenersparnisse für Krankenkassen und Jugendämter.

2.6 Zusammenfassung und Schlussfolgerungen

Aggressives Verhalten bei Kindern und Jugendlichen zeichnet sich durch eine hohe Stabilität aus. In den letzten Jahrzehnten sind jedoch Behandlungsverfahren entstanden, die dieser Problemlage Rechnung tragen. Als besonders wirksam haben sich die verhaltenstherapeutischen und kognitiv- verhaltenstherapeutischen Ansätze erwiesen.

Aus den empirisch gestützten Behandlungsstrategien lässt sich eine Reihe von Empfehlungen ableiten. Grundsätzlich variieren diese Strategien in Abhängigkeit vom Entwicklungsstand des Kindes und den praktischen Gegebenheiten der Durchführung (vgl. Kazdin und Whitley 2006); demnach kann empfohlen werden:

- Bei jüngeren Kindern erwiesen sich vor allem behavioral-orientierte Maßnahmen und Elterntrainings als sinnvoll und besonders wirksam (vgl. Furlong et al. 2012). Gelingt es, das Erziehungsverhalten der Eltern gegenüber ihrem Kind andauernd zu verändern, ist von langfristig positiven Effekten auszugehen. Für den Erfolg einer Therapie sind vor allem Alltagserfahrungen mit dem neu erlernten Verhalten aufseiten der Eltern und des Kindes von Bedeutung. Die Wirksamkeit verhaltenstherapeutischer Maßnahmen wird unterstützt durch den Einsatz symptom- und altersspezifischer Therapiemanuale sowie kindgemäß gestalteter Therapiematerialien. Mit zunehmendem Alter des Kindes sind kognitive Therapiemethoden nützlich.
- Bei älteren Kindern sollten sich Therapieansätze vornehmlich auf die Kinder/Jugendlichen, die Gleichaltrigenbeziehungen und den schulischen Kontext be-

ziehen, wobei vor allem sozial-kognitive Fertigkeits- und Problemlösetrainings eingesetzt werden sollten, um soziale und kognitive Fertigkeiten zu modifizieren und zu entwickeln.
- Bei aggressiven Jugendlichen haben sich darüber hinaus auch familientherapeutische Vorgehensweisen bewährt (s. etwa die Multisystemische Therapie).

Massive Formen aggressiven Verhaltens setzen intensivtherapeutische Vorgehensweisen voraus und im Extremfall die Kombination von Verhaltenstherapie und hochstrukturierten Maßnahmen aus dem Bereich der Jugendhilfe. Die letztgenannten Vorgehensweisen müssen, wie die Erfolge der Multisystemischen Therapie (MST) zeigen, milieunah geplant und umgesetzt werden. Obwohl der zeitliche Rahmen für intensivere und umfassendere Maßnahmen nur wenige Monate beträgt, sind die damit verbundenen Kosten erheblich. Dieser Tatbestand muss allerdings mit dem persönlichen Leid der Opfer aggressiver Handlungen und der Kosten, die auf unsere Gesellschaft infolge kriminellen Verhaltens aufbringen muss, in Relation gesetzt werden.

Was Sie aus diesem Essential mitnehmen können

- Aggressives Verhalten von Kindern und Jugendlichen stellt ein besonders stabiles Problemverhalten dar.
- Die Prävention und Therapie solcher Problemverhaltensweisen erfordert ein systematisches Vorgehen, das sich an empirisch gesicherten Risiko- und Schutzfaktoren orientiert.
- Dabei sollten sich die Angebote an Kinder und Jugendliche, Eltern, Schule und auch das unmittelbare Lebensumfeld richten.
- In diesem Band werden erprobte und bewährte Präventions- und Behandlungsstrategien dargestellt und es wird über ihre Wirksamkeit berichtet.

F. Petermann, U. Koglin, *Aggressive Kinder und Jugendliche,* essentials,
DOI 10.1007/978-3-658-08851-4

Literatur

Bachmann, C. J., Lehmkuhl, G., Petermann, F., & Scott, S. (2010). Evidenzbasierte psychotherapeutische Interventionen für Kinder und Jugendliche mit aggressivem Verhalten. *Kindheit und Entwicklung, 19,* 245–254.

Bandura, A. (1977). Self-efficacy: Toward a unifying theory of behavioral change. *Psychological Review, 84,* 191–215.

Bandura, A. (1982). Self-efficacy mechanism in human agency. *American Journal of Psychology, 37,* 122–147.

Beelmann, A., & Lösel, F. (2007). Entwicklungsbezogene Prävention dissozialer Verhaltensprobleme: Eine Meta-Analyse zur Effektivität sozialer Kompetenztrainings. In W. von Suchodoletz (Hrsg.), *Prävention von Entwicklungsstörungen* (S. 235–258). Göttingen: Hogrefe.

Beelmann, A., & Raabe, T. (2007). *Dissoziales Verhalten von Kindern und Jugendlichen.* Göttingen: Hogrefe.

Beelmann, A., Jaursch, S., & Lösel, F. (2004). *Ich kann Probleme lösen: Soziales Trainingsprogramm für Vorschulkinder.* Erlangen: Universität Erlangen-Nürnberg, Institut für Psychologie.

Beelmann, A., Pfost, M., & Schmitt, C. (2014). Prävention und Gesundheitsförderung bei Kindern und Jugendlichen. Eine Meta-Analyse der deutschsprachigen Wirksamkeitsforschung. *Zeitschrift für Gesundheitspsychologie, 22,* 1–14.

Beland, K. (1988). *Second step. A violence-prevention curriculum. Grades 1–3.* Seattle: Committee for Children.

Bloomquist, M, L. & Schnell, S. V. (2005). *Helping children with aggression and conduct problems. Best Practices for intervention.* New york: Guilford.

Borden, L. A., Schultz, T. R., Herman, K. C., & Brooks, C. M. (2010). The Incredible Years Parent Training Program: Promoting resilience through evidence-based prevention groups. *Group Dynamics – Theory Research and Practice, 14,* 230–241.

Bornstein, M. H., Hahn, C.-S., & Haynes, O. M. (2010). Social competence, externalizing, and internalizing behavioral adjustment from early childhood through early adolescence: Developmental cascades. *Development and Psychopathology, 22,* 717–735.

Bowlby, J. (1969). *Attachment and loss: Vol. 1. Attachment.* New York: Basic Books.

Brettfeld, K., Petermann, F., & Wetzels, P. (2014). Identifikation von Jugendlichen mit ausgeprägten Delinquenzrisiken. *Kindheit und Entwicklung, 23,* 198–209.

F. Petermann, U. Koglin, *Aggressive Kinder und Jugendliche,* essentials,
DOI 10.1007/978-3-658-08851-4

Bronfenbrenner, U. (1992). *The ecology of human development: Experiments by nature and design*. Cambridge: Harvard University Press.

Buttler, S., Baruch, G., Hickey, N., & Fonagy, P. (2011). A randomized controlled trial of multisystemic therapy and satutory therapeutic intervention for young offenders. *Journal of the American Child and Adolescent Psychiatry, 50,* 1220–1235.

Caldarella, P., & Merrell, K. W. (1997). Common dimensions of social skills of children and adolescents: A taxonomy of positive behaviors. *School Psychology Review, 26,* 265–279.

Cicchetti, D., & Hinshaw, S. P. (2002). Prevention and intervention science: Contributions to developmental theory. *Development and Psychopathology, 14,* 667–671.

Cierpka, M. (2004a). *Faustlos – Kindergarten*. Göttingen: Hogrefe.

Cierpka, M. (2004b). *Faustlos – Grundschule*. Göttingen: Hogrefe.

Crick, N. R., & Dodge, K. A. (1994). A review and reformulation of social information-processing mechanisms in children's social adjustment. *Psychological Bulletin, 115,* 74–101.

De Graaf, I., Speetjens, P., Smit, F., De Wolff, M., & Tavecchio, L. (2008a). Effectiveness of Triple P Positive Parenting Program on parenting: A meta-analysis. *Family Relations, 57,* 553–566.

Durlak, J. A., & DuPre, E. P. (2008). Implementation matters: A review of research on the influence of implementation on program outcomes and the factors affecting implementation. *American Journal of Community Psychology, 41,* 327–350.

Durlak, J. A., Weissberg, R. P., Dymnicki, A. B., Taylor, R. D., & Schellinger, K. B. (2011). The impact of enhancing students' social and emotional learning: A meta-analysis of school-based universal interventions. *Child Development, 82,* 405–432.

Ewest, F., Reinhold, T., Vloet, T. D., Wenning, U., & Bachmann, D. J. (2013). Durch Jugendliche mit Störungen des Sozialverhaltens ausgelöste Krankenkassenausgaben. Eine gesundheitsökonomische Analyse von Versichertendaten einer gesetzlichen Krankenkasse. *Kindheit und Entwicklung, 22,* 40–46.

Frey, K. S., Hirschheim, M. K., & Guzzo, B. A. (2000). Second step: Preventing aggression by promoting social competence. *Journal of Emotional and Behavioral Disorders, 8,* 102–112.

Fröhlich-Gildhoff, K., Dörner, T., & Rönnau-Böse, M. (2012). *Prävention und Resilienzförderung in Kindertageseinrichtungen – PRIK*. München: Reinhardt.

Fuchs, M., Bösch, A., Hausmann, A., & Steiner, H. (2013). „The Child is Father of the Man." Review von relevanten Studien zur Epidemiologie in der Kinder- und Jugendpsychiatrie. *Zeitschrift für Kinder- und Jugendpsychiatrie und Psychotherapie, 41,* 45–57.

Furlong, M., Mc Gilloway, S., Bywater, T., Hutchings, J., Smith, S. M., & Donnelly, M. (2012). Behavioural and cognitive-behavioural group-based parenting programmes for early-onset conduct problems in children aged 3–12 years. *Cochrane Database of Systematic Reviews,* (2).

Gerken, N., Natzke, H., Petermann, F., & Walter, H.-J. (2002). Verhaltenstraining für Schulanfänger: Ein Programm zur Primärprävention von aggressivem und unaufmerksamem Verhalten. *Kindheit und Entwicklung, 11,* 119–129.

Gershoff, E. T., Lansford, J. E., Sexton, H. R., Davis-Kean, P., & Sameroff, A. J. (2012). Longitudinal links between spanking and children's externalizing behaviors in a national sample of white, black, hispanic, and Asian American families. *Child Development, 3,* 838–843.

Goodman, R. (1997). The Strengths and Difficulties questionnaire: A research note. *Journal of Child Psychology and Psychiatry, 38,* 581–586.

Grasmann, D., & Stadler, C. (2009). *Verhaltenstherapeutisches Intensivprogramm zum Abbau von Aggression (VIA)*. Wien: Springer.

Hahlweg, K., & Kessemeier, Y. (2003). Erwiderung auf kritische Stellungnahmen zum „Positiven Erziehungsprogramm" Triple-P. *Beratung Aktuell. Zeitschrift für Theorie und Praxis der Beratung, 4,*158–177.

Heinrichs, N., Döpfner, M., & Petermann, F. (2013). Prävention psychischer Störungen. In F. Petermann (Hrsg.), *Lehrbuch der Klinischen Kinderpsychologie* (7., überarb. und erw. Aufl., S. 721–738). Göttingen: Hogrefe.

Helmsen, J., Koglin, U., & Petermann, F. (2012). Emotion regulation and aggressive behavior in preschoolers: The mediating role of social information processing. *Child Psychiatry and Human Development, 43,* 87–101.

Henggeler, S. W., & Sheidow, A. J. (2012). Empirically supported family-based treatments for conduct disorder and delinquency in adolescents. *Journal of Marital and Family Therapy, 38,* 30–58.

Henggeler, S. W., Schoenwald, S. K., Borduin, C. M., Rowland, M. D., & Cunningham, P. B. (2012). *Multisystemische Therapie bei dissozialem Verhalten von Kindern und Jugendlichen*. Heidelberg: Springer.

Holsen, I., Smith, B. H., & Frey, K. S. (2008). Outcomes of the social competence program second step in Norwegian elementary schools. *School Psychology International, 29,* 71–88.

Jennings, P. A., & Greenberg, M. T. (2009). The prosocial classroom: Teacher social and emotional competence in relation to student and classroom outcomes. *Review of Educational Research, 79,* 491–525.

Kaminski, J. W., Valle, L. A., Filene, J. H., & Boyle, C. L. (2008). A meta-analytic review of components associated with training program effectiveness. *Journal of Abnormal Child Psychology, 36,* 567–589.

Kazdin, A. E., & Whitley, M. K. (2006). Comorbidy, case complexity, and effects of evidence-based treatment for children referred for disruptive behaviour. *Journal of Consulting and Clinical Psychology, 74,* 455–467.

Koglin, U., & Petermann, F. (2008). Inkonsistens Erziehungs-Verhalten - Ein Risikofaktor für aggressiven Verhalten? *Zeitschrift für Psychiatrie, Psychologie und Psychotherapie, 56,* 287–293.

Koglin, U., & Petermann, F. (2011). The effectiveness of the behavioural training for preschool children. *European Early Childhood Education Research Journal, 19,* 57–71.

Koglin, U., & Petermann, F. (2013). *Verhaltenstraining im Kindergarten* (2., veränd. Aufl.). Göttingen: Hogrefe.

Laakmann, M., Schultheiß, J., Petermann, F., & Petermann, U. (2013). Zur Wirksamkeit des JobFit- Trainings – Ein Vergleich zwischen Jugendlichen mit und ohne Migrationshintergrund. *Zeitschrift für Psychiatrie, Psychologie und Psychotherapie, 61,* 189–196.

Lösel, F., Beelmann, A., Stemmler, M., & Jaursch, S. (2006). Prävention von Problemen des Sozialverhaltens im Vorschulalter. Evaluation des Eltern- und Kindertrainings EFFEKT. *Zeitschrift für Klinische Psychologie und Psychotherapie, 35,* 127–139.

Lundahl, B., Risser, H. J., & Lovejoy, M. C. (2006). A meta-analysis of parent training: Moderators and follow-up effects. *Clinical Psychology Review, 26,* 86–104.

von Marées, N., & Petermann, F. (2009). Förderung sozial-emotionaler Kompetenzen im Grundschulalter. *Kindheit und Entwicklung, 18,* 244–253.

von Marées, N., & Petermann, F. (2010). Effektivität des Verhaltenstrainings in der Grundschule zur Förderung sozialer Kompetenz und Reduktion von Verhaltensproblemen. *Praxis der Kinderpsychologie und Kinderpsychiatrie, 59,* 224–241.

Moffitt, T. E. (1993). Adolescence-limited and life-course-persistent antisocial behavior – a developmental taxonomy. *Psychological Review, 100,* 674–701.

Murray, C., & Greenberg, M.T. (2000). Children's relationships with teachers and bonds with school: An investigation of patterns and correlates in middle childhood. *Journal of School Psychology, 38,* 423–445.

Nelson, J. R., & Roberts, M. L. (2000). Ongoing reciprocal teacher-student interactions involving disruptive behaviors in general education classrooms. *Journal of Emotional and Behavioral Disorders, 8,* 27–37.

Nitkowski, D., Petermann, F., Büttner, P., Krause-Leipoldt, C., & Petermann, U. (2009a). Behaviour modification of aggressive children in Child Welfare. *Behaviour Modification, 33,* 474–492.

Nitkowski, D., Petermann, F., Büttner, P., Krause-Leipoldt, C., & Petermann, U. (2009b). Verhaltenstherapie und Jugendhilfe: Ergebnisse zur Optimierung der Versorgung aggressiver Kinder. *Zeitschrift für Kinder- und Jugendpsychiatrie und Psychotherapie, 37,* 461–468.

Olds, D. L., Hill, P., Mihalic, S. & O'Brien, R. (1998). *Blueprints for violence prevention. Book seven: Prenatal and infancy home visitation by nurses.* Boulder, CO: Center for the Study and Prevention of Violence.

Olds, D. L. (2006). The nurse-family partnership: An evidence-based preventive intervention. *Infant Mental Health Journal, 27,* 5–25.

Patterson, J., Barlow, J., Mockford, C., Klimes, I., Pyper, C., & Stewart-Brown, S. (2002). Improving mental health through parenting programmes: Block randomised controlled trial. *Archives of Disease in Childhood, 87,* 472–477.

Pelham, W. E., & Hoza, B. (1997). Intensive treatment: A summer treatment program for children with ADHD. In E. D. Hibbs & P. S. Jensen (Hrsg.), *Psychosocial treatments for child and adolescent disorders: Empirically based strategies for clinical practice* (3. Aufl., S. 311–340). Washington: American Psychological Association.

Petermann, F., & Brettfeld, K. (2014). Deliquenz. *Kindheit und Entwicklung, 23,* 195–197.

Petermann, F. & Koglin, U. (2013). *Aggression und Gewalt bei Kindern und Jugendlichen.* Heidelberg: Springer.

Petermann, F., & Koglin, U. (2015). *Aggression und Gewalt bei Kindern und Jugendlichen: Formen und Ursachen.* Wiesbaden: Springer.

Petermann, F., & Natzke, H. (2008). Preliminary results of a comprehensive approach to prevent antisocial behaviour in preschool and primary school pupils in Luxembourg. *School Psychology International, 29,* 606–626.

Petermann, F., & Petermann, U. (2010). *Training mit Jugendlichen* (9.,veränd. Aufl.). Göttingen: Hogrefe.

Petermann, F., & Petermann, U. (2012). *Training mit aggressiven Kindern* (13., vollst. veränd. Aufl.). Weinheim: Beltz.

Petermann, U., & Petermann, F. (2013). Störungen des Sozialverhaltens. In F. Petermann (Hrsg.), *Lehrbuch der Klinischen Kinderpsychologie* (7., überarb. u. erweit. Aufl., S. 291–318). Göttingen: Hogrefe.

Petermann, F., & Wiedebusch, S. (2008). *Emotionale Kompetenz bei Kindern* (2., veränd. Aufl.). Göttingen: Hogrefe.

Petermann, U., Nitkowski, D., Polchow, D., Pätel, J., Roos, S., Kanz, F.-J., & Petermann, F. (2007). Langfristige Effekte des Trainings mit aggressiven Kindern. *Kindheit und Entwicklung, 16,* 143–151.

Petermann, F., Petermann, U., Besier, T., Goldbeck, L., Büttner, P., Krause-Leipold, C., & Nitkowski, D. (2008). Zur Effektivität des Trainings mit aggressiven Kindern in Psychiatrie und Jugendhilfe. *Kindheit und Entwicklung, 17,* 182–189.

Petermann, F., Koglin, U., Natzke, H., & von Marees, N. (2013a). *Verhaltenstraining in der Grundschule* (2., erweit. Aufl.). Göttingen: Hogrefe.

Petermann, F., Natzke, H., Gerken, N., & Walter, H.-J. (2013b). *Verhaltenstraining für Schulanfänger* (3., überarb. Aufl.). Göttingen: Hogrefe.

Petermann, U., Kamau, L., Nitkowski, D., & Petermann, F. (2013c). Die Effektivität des Trainings mit aggressiven Kindern im Rahmen einer Hochschulambulanz. *Kindheit und Entwicklung, 22,* 174–180.

Petermann, U., Koglin, U., Petermann, F. & Heffter, P. (2010). Kompetenzaufbau durch das JobFit-Training für Schulklassen. *Psychologie in Erziehung und Unterricht, 57,* 144–152.

Posthumus, J. A., Raaijmakes, M. A. J., Maassen, G. H., von Engeland, H., & Matthys, W. (2012). Sustained effects of incredible years as a preventive intervention in preschool children with conduct problems. *Journal of Abnormal Child Psychology, 40,* 487–500.

Roberton, T., Daffern, M., & Bucks, R. S. (2012). Emotion regulation and aggression. *Aggression and Violent Behavior, 17,* 72–82.

Rücker, S., Petermann, U., Büttner, P., & Petermann, F. (2009). Zur Wirksamkeit ambulanter und teilstationärer Jugendhilfemaßnahmen. *Zeitschrift für Kinder- und Jugendpsychiatrie und Psychotherapie, 37,* 551–558.

Sanders, M. R. (1999). The triple p-positive parenting program: Towards an empirically validated multi-level parenting and family support strategy for the prevention and treatment of child behaviour and emotional problems. *Child and Family Psychology Review, 2,* 71–90.

Sanders, M. R. (2012). Development evaluation, and multinational dissemination of the Triple P - Positive Parenting Program, *Annual Review of Clinical Psychology, 8,* 345–379.

Sanders, M. R., Markie-Dadds, C., Tully, L. A., & Bor, W. (2000). The triple p-positive parenting program: A comparison of enhanced, standard, and self-directed behavioral family intervention for parents of children with early onset conduct problems. *Journal of Consulting and Clinical Psychology, 68,* 624–640.

Schick, A., & Cierpka, M. (2006). Evaluation des Faustlos-Curriculums für den Kindergarten. *Praxis der Kinderpsychologie und Kinderpsychiatrie, 55,* 459–474.

Schmidt, M. H. (2013). Interaktionsstörungen. In F. Petermann (Hrsg.), *Lehrbuch der Klinischen Kinderpsychologie* (7., überarb. u. erweit. Aufl., S. 495–512). Göttingen: Hogrefe.

Schultheiß, J., Petermann, U., & Petermann, F. (2012). Zur längerfristigen Wirksamkeit des JobFit- Trainings für Jugendliche. *Zeitschrift für Psychiatrie, Psychologie und Psychotherapie, 60,* 145–151.

Schultheiß, J., Petermann, U., & Petermann, F. (2013). Zur längerfristigen Wirksamkeit des JobFit-Trainings für Jugendliche. *Verhaltenstherapie mit Kindern & Jugendlichen, 9,* 95–103.

Scott, S., Knapp, M., Henderson, J., & Manghan, B. (2001). Financial cost of social exclusion: Follow up study of antisocial children into adulthood. *British Medical Journal, 323,* 191–194.

Shure, M. B. (1992). *I can problem solve. An interpersonal cognitive problem-solving program.* Champaign: Research Press.

Stadler, C., Kröger, A., Clement, H.-W., & Grasmann, D. (2012). Störungen des Sozialverhaltens: Wirksamkeit des intensivtherapeutischen Ansatzes VIA. *Kindheit und Entwicklung, 21,* 103–113.

Taub, J. (2002). Evaluation of the second step violence prevention program at a rural elementary school. *School Psychology Review, 31,* 186–200.

Tremblay, R. E. (2010). Developmental origins of disruptive behaviour problems: The ‚original sin' hypothesis, epigenetics and their consequences for prevention. *Journal of Child Psychology and Psychiatry, 51,* 341–367.

Wadepohl, H., Koglin, U., Vonderlin, E., & Petermann, F. (2011). Förderung sozial-emotionaler Kompetenz im Kindergarten. *Kindheit und Entwicklung, 20,* 219–228.

Webster-Stratton, C. (2005). The incredible years: A training series for the prevention and treatment of conduct problems in young children. In E. D. Hibbs & P. S. Jensen (Hrsg.), *Psychosocial treatments for child and adolescent disorders: Empirically based strategies for clinical practice* (2. Aufl., S. 507–555). Washington: American Psychological Association.

Webster-Stratton, C., Reid, M. J., & Hammond, M. (2001). Preventing conduct problems, promoting social competence: A parent and teacher training partnership in head start. *Journal of Clinical Child Psychology, 30,* 283–302.

Webster-Stratton, C., Reid, M. J., & Hammond, M. (2004). Treating children with early-onset conduct problems: Intervention outcomes for parent, child and teacher training. *Journal of Clinical Child and Adolescent Psychology, 33,* 105–124.

Zins, J. E., Weissberg, R. P., Wang, M. C., & Walberg, H. J. (Hrsg.) (2004). *Building academic success on social and emotional learning: What does the research say?* New York: Teachers Press.